進行・再発がんを
治癒へ導く

あなたに贈る
藤田式
波動療法

究極のがん治療

医学博士
藤田博茂

現代書林

はじめに～「手術や抗がん剤、放射線」以外の治療法を求めて～

手術もできないほど進行したがん患者さんや、手術を受けたものの再発してしまったがん患者さんに出会うたびに「手術や抗がん剤、放射線」以外に何か良い方法はないものだろうか……そう自問してがん治療の研究と実践にすべてを捧げ、早20年が経とうとしています。

その研究はいまだ半ばで、がんという病気に対して「手術も抗がん剤も不要」と言い切ることは叶っていません。しかし、ここ5年ほどで、私の治療は大きく前進しました。その手法は、これまでの西洋医学のがん治療と違い、患者さんの体に侵襲を与えず、副作用もありません。

西洋医学しか信じていない人は、「そんなことがあるわけがない」とおっしゃるかもしれません。

確かに、日本では手術、抗がん剤、放射線の三大治療が「がんの標準治療」とされており、そのいずれもが、患者さんの体を傷つけ、体力を奪い、精神的な苦しみをもたらすものです。がん治療はつらいのが当たり前。さらに言えば、つらい治療を受け続けたからといって治るとは限らない……。ほとんどの人が、そう思い込んでいることでしょう。

しかし、海外へ目を移してみると、必ずしも三大治療だけががんの治療ではありません。食事療法に始まり、ビタミンやミネラルを利用するもの、ホメオパシーと呼ばれる天然成分からつくられた治療薬を使うもの、免疫療法や精神療法など、多くの代替療法をがん患者さんが選択しています。アメリカではがん患者さんの約半数が、何かしらの代替療法を取り入れているといわれるほどです。

もちろん、代替療法だけでがんを治せるとは限りません。しかし、患者さん自身が、自分で治療を選択する姿勢には学ぶべきところがあります。

なぜなら、そもそも三大治療はがんを根本から治す治療ではないからです。

もっともシンプルな治療、「手術」について考えてみましょう。

言うまでもなく、手術はがんに侵されている細胞を取り除く手法です。開腹し、医師の目に見えるがん細胞をすべて取り除けば手術は成功となります。

しかし、果たして、本当にすべてのがん細胞を取り切れているのでしょうか。多くのがん患者さんが、以前手術した部位やその周辺で「がんの再発」を経験します。それは、1度目の手術でがん細胞を取り切れていなかったからです。ごく小さながんは、最新の検査機器でも確認することはできないことを医師たちも知っています。そのために、術後に放射線や抗がん剤で残ったがんを叩こうとするのですが、見えていないものですから、残ったがんを確実に消滅させることはなかなか難しいのです。

ではは放射線治療はどうかと言えば、がん細胞を死滅させるほどの強力なパワーを体に浴びせるわけですから、周囲にある健康な細胞にも影響が及び、全身の体力を奪うのは当然です。がん細胞がたとえ少なくなったとしても、体が回復せず、残ったがん細胞は力を増して、再び増殖を開始することになります。

抗がん剤はどうでしょうか。確かにある程度の期間、がん細胞の増殖を抑える効果を期待できます。しかし、患者さんのがん細胞に抗がん剤に対する耐性がついてしまうと効果は目に見えて失われ、抗がん剤が効かなくなったところで余命宣告をされることになります。

いずれも、根本治療ではないことは明白ですが、これが今のがん治療の姿なのです。

とはいえ、私は西洋医学のすべてを否定するつもりは毛頭ありません。

私自身、大学卒業後の10年間、外科医としてがんを切除する手術を毎日のように行っていました。「切れるがんは切除する」という考えは、今も私の方針として変わってはいません。

しかし、その後、自身の病院を開業してみると、がんの手術後も、苦しみ続けている患者さんがたくさんいる事実に直面しました。術後の放射線や抗がん剤で体がボロボロになっている人、再発で結局は命を落としてしまう人、進行がんで治療方法がなく他院でさじを投げられた人たちが「助けてください」と来院されるのです。

そうした患者さんの苦しみに接するなか、私は、「本当の意味で、がん患者さんを救う治療がしたい」と思うに至り、がん治療の研究をスタートさせたのです。

この本に書かれている検査法や治療法は、西洋医学のそれとは一線を画しています。当然ながら、受け入れられないと拒絶する人もいるでしょう。

西洋医学では「エビデンス」という言葉を使い、多くの人がその治療によって効果を得られた臨床結果がなければ「治療として認めない」という暗黙のルールがあります。私の治療は、私しか行っていませんし、医学論文で治療方法を発表したわけでもありませんから、「エビデンス」の話を持ち出されると、口を閉ざすしかありません。

とくに、治療に使用する波動の力は、目に見えないものです。見えないものを信じるか、信じないかは、治療を受けるご本人しか判断ができないでしょう。

しかし、現実として、西洋医学の医師から「余命数か月」の宣告を受けた後、私の治療によって何年も生き続け、病気が発覚する以前のように元気に、快活に人生を楽しんでいる人たちがたくさんいらっしゃいます。

なかには、主治医からもらった薬を飲むのを止め、病院へは検査のためだけに通い、治療は私のところだけで行っている人もいます。「治らない」と1度は宣言した主治医が、がんが消滅した今では、「自分の処方した薬が良かったのだ」と、患者さんの前で胸を張ることもあるのです。

実は、こうした話は代替療法の現場ではよくあること。西洋医学の医師たちは、三大治療以外の治療を詳しく知りませんし、知ろうともしません。ですから、本当に治りたい、余命宣告に負けたくないとすれば、自ら治療を選択するしかないのです。

前著の『余命宣告からの希望の「がん治療」』（幻冬舎刊）では、「食事療法」「陶板浴療法」「波動療法」の3つを柱とした、私の治療法を公開しました。本を読まれて、全国から多くの患者さんが来院されました。そして、たくさんの患者さんが、希望を取り戻し、今も前向きに生きていらっしゃいます。

この本を手に取られた方は、ご自身、あるいは大切な人が、がんの宣告を受けている、あるいは1度がんの治療をしたものの、再発を恐れている時期かもしれません。なかには、三大治療をすべて試し、「もう、すべき治療はない」と、余命宣告を突きつけられた人もいらっしゃるでしょう。

私が行う治療「藤田式波動療法」は、西洋医学では診断されない小さながんから、進行がんまで、すべてのがんが対象となります。ですから、どうかあきらめないでください。

本書では、前著では少ししか触れなかった波動療法について、さらに掘り下げて解説をします。また、ここ数年に私の治療で元気な体を取り戻している患者さんの症例も報告させていただきます。

一人でも多くのがん患者さんと、そのご家族にとって、本書が新たな道を照らす光となることを願っております。

2019年11月

医学博士　藤田博茂

目次

第1章

劇的な改善事例から見えてくる、標準的がん治療の限界

第2章

なぜ、三大治療ではがんを治せないのか、再発を防げないのか

第3章

私たちの体は「波動」にコントロールされている

〜宇宙のあらゆるものの根幹となる波動の正体とは〜

第4章
転移・進行・再発がんに効果的な「藤田式波動療法」とは

第5章

藤田式波動療法の鍵は「曼荼羅の波動」にある

～空海も治療に利用した曼荼羅のパワーとは～

第6章

「藤田式波動療法」で転移・進行・再発がんが改善した劇的症例

第7章

がんに立ち向かうために
お伝えしたいこと

第1章

劇的な改善事例から
見えてくる、
標準的がん治療の限界

乳がん、再発。そして肺がんを発症。三大治療はすべてやった

私の治療法の詳細をお話しする前に、一人の患者さんの症例をお伝えしたいと思います。がん発症から今日に至るまでの、この患者さんの治療の流れと、それに伴う彼女の健康状態を知っていただくと、標準的がん治療の非力を理解いただけると思います。

現在56歳の大原晴美さん（仮名）は、37歳のときにご自身でしこりに気づき、左胸の乳がんと診断されました。ステージ1。転移はなく、乳房の一部を切り取る手術が行われました。

術後は、卵胞ホルモンの分泌を抑制するホルモン剤を2年間投与、さらに5年間、抗がん剤を服薬しました。

投薬終了から3年、つまり、手術から10年目の検査で転移が認められず、主治医は「治癒」を宣言。大原さんも、「ようやく、がん治療から卒業できた」と安堵しました。

もともと、健康に気を使って体に良い食事を摂り、添加物の摂取を避け、紫外線を多く

浴びることも避けていた大原さんでしたが、より一層、規則正しい生活やしっかり睡眠を取るように心がけたそうです。

ところが、その3年後、再び大原さんは左肋骨のあたりにしこりを感じるようになりました。すぐに、前回と同じ病院を受診し、乳がんの再発とリンパ節への転移を告げられます。手術よりも薬物治療がよく効くタイプのがんだと説明を受け、再びホルモン治療を開始。併せて、強い放射線をピンポイントで照射するサイバーナイフ治療も受けました。半年ほどでがんは消滅したと診断され、治療は終了。

しかし、2年後、定期検査で肺にがんが見つかります。乳がんとは別ものであり、新しくできたものと診断されました。大動脈の近くで手術は100%不可能。主治医の選択した治療は、3度目のホルモン療法でした。

主治医が告げた言葉、「ここからは延命治療です」

手術が不可能な肺がんでは、放射線と抗がん剤が標準的な治療ですが、主治医からは「ホルモン治療で効果の出やすい人は、抗がん剤が効きにくい。これまでの治療経過を考えると、大原さんの場合、第一選択はホルモン療法です」と治療方針の説明がありました。

そして、主治医は衝撃の発言を続けました。

「ホルモン剤はある程度の期間で効かなくなります。そのときは別のホルモン剤に変更しますが、3~4種類が限界です。それらで効果が出なくなったら抗がん剤へ移行しますが、おそらく効果はないと思います。つまり、これからの治療は延命治療になります」

はっきりとした期限は提示されていないものの、明らかな余命宣告。本人はもちろんのこと、ご家族の悲しみは計り知れないものでした。

加えて、別の苦しみも始まりました。ホルモン療法の強烈な副作用に見舞われるようになったのです。

1度目、2度目のホルモン療法は、卵胞ホルモンを抑制するタイプのものでしたが、閉経後となった3度目に使用したのは、卵胞ホルモンの分泌を促す薬。そのため、強い生理が起きたような状態が続き、子宮から異常な出血が続いたのです。

「健康な臓器を取る」、主治医の乱暴な発言に目の前が真っ暗に

副作用のために外出もままならず、貧血気味で体力も奪われる日々。主治医に相談すると、「そこまでおっしゃるなら、別の病院で子宮と卵巣を取ってもらったらいい。そうしたら、ホルモン剤の副作用を感じなくなるから」と言われたそうです。

目の前が真っ暗になるほどのショックを受けた大原さんですが、「もしかすると、本当にそういうものなのかもしれない」と考え直し、同じ病院の婦人科医に相談してみました。婦人科医は「健康な臓器を取ることはできない」と明言。私の想像ですが、おそらく主治医は大原さんが本当に婦人科で相談するとは思っていなかったのでしょう。

再び主治医にそのことを告げると、「今のホルモン剤が嫌なら、他のものに変えますよ。それとも抗がん剤にしますか？　好きにしていいですから」と、投げやりとも取れる答えが返ってきました。

主治医にとって、自分はもう「治せない患者」なのだ。このまま主治医の言う通り治療を続けていては、自分の命は尽きてしまう。だとしたら、治療法は自分で見つけるしかな

い。強い思いを胸に、大原さんはいくつかの代替療法を行うクリニックを訪れ、免疫療法に挑戦することを決めました。

1回の治療費が数十万円。それを月に数度。ホルモン療法と平行して、半年間、免疫療法を続けましたが、残念ながら効果はなし。主治医のもとで検査をしましたが、かえってがんが大きくなっていることがわかりました。

「あなたの場合はホルモン療法しかありません」

主治医の口からは「ホルモン療法」以外の言葉は出てきませんでした。

余命数か月と判断できるほどがんは悪化し、子宮にも転移

再び薬の副作用に苦しみながら、延命治療をするというのは、大原さんにとって納得のできることではありませんでした。

「あきらめたくない。でもホルモン療法はしたくない。何か別の方法があるはず」と、がん関連の書籍を大量に買い求め、自分なりにがん治療の勉強を始めました。そのなかで、偶然にも私の前著と出会い、クリニックへ問い合わせてくださったのです。

大原さんの話を聞き、一刻も早く全身の状態を診たいと私は話しました。おそらく、他の場所にも転移があるだろうと予測できたからです。

2週間後、来院した大原さんを検査すると、生命のレベルを表すテロメア（詳細はP88参照）は270。余命数か月と診断できました。主治医の診断は「肺がん」でしたが、私が検査を行うと、乳がんを原発巣とする、肺への多発性転移と背骨にも数か所転移が見られたほか、初期の子宮体がんも検出されました。ホルモン剤の副作用による出血と主治医が判断していたのは、子宮体がんが原因だったのです。

大原さんは主治医の「延命治療」という言葉で非常に落胆していましたが、「大丈夫ですよ。ちゃんと生きられます」と言葉をかけると「新しい人生をプレゼントしてもらったような気持ちです」と喜んでいらっしゃいました。

初診時から、すぐに治療を開始しました。月曜から金曜まで、クリニックの近くに宿泊してもらい、5日間連続で治療。翌週は自宅に帰ってもらい、次の週はまた5日間治療。自宅に戻っているあいだは、週3回の遠隔治療も行いました。

私の治療では「陶板浴」を使用しますが、もともと大原さんは自宅に陶板浴をお持ちでしたから、そちらは続けてもらい、波動転写水、バッチレメディも自宅に持ち帰って服用してもらいました（治療方法については後述）。

集中治療で支え合う仲間に出会えた

大原さんの自宅から私のクリニックまでは、飛行機を使って5時間以上かかります。そこで集中治療のときには、クリニックの近くのマンションの一室に宿泊していただきました。大原さんに限らず、ご希望があって部屋があいていれば、患者さんに利用してもらっているマンションです。

女性用と男性用の部屋を用意し、必要最低限の電化製品はもちろん、電磁波の影響を考慮したスプリングなしのベッド、買い物や散歩ができるように自転車も準備してあります。がん患者さんの多くは野菜ジュースを飲まれますので、各部屋に低速ジューサーを設置し、玄米や無農薬野菜も取り寄せて常備させてもらっています。

同時期に集中治療を受けている患者さんは、マンションでもクリニックでも顔を合わせますので、いつの間にか親しくなり、一緒に出かけられる方たちもいらっしゃいます。大原さんも、同年代の女性患者さんと意気投合し、サイクリングで香川のお寺巡りをされ、最後は善通寺も訪れたそうです。

　善通寺は空海が建立した寺院。四国八十八ヶ所霊場の第75番札所です。後の章で詳しくは述べますが、私の治療には空海の力が大きく影響していますから、患者さんが善通寺をお参りしてくれるというのは私にとっても、大変嬉しく有り難いことです。

　がんを宣告されると、健康な友達と会うのを、つい躊躇してしまい孤立しがちです。しかし、大原さんをはじめとする集中治療を行う患者さんたちは「決して一人ではない」と実感されるそうです。お互いに悩みを打ち明け合い、治療の情報交換もできる。そんな支え合える仲間がいることは、患者さんの心を前向きにする要因の1つだと感じています。

ホルモン剤は中止。それでも腫瘍はみるみる小さくなった

　治療開始から1か月で、テロメアは320まで改善。背骨への骨移転と子宮体がんは非常に小さくなり、肺転移の範囲も縮小してきていました。

　ちょうどその頃、大原さんは主治医のもとで検診を受けています。西洋医学の主治医は検査のためにも持っていたほうが良いと判断され、定期的に検診を受け、ホルモン剤の処

方箋も受け取っていました。ただし薬局へは持っていかず、ホルモン剤は飲んでいませんでした。

このときの検査で撮ったレントゲンを見た主治医は「肺がんが二回りも小さくなっている！」と驚いたそうです。主治医は大原さんがホルモン剤を服用しているものと信じていますから「薬のお陰だね」と笑顔で話していたそうです。

その後、半年間は隔週のサイクルで治療を続け、テロメアが775まで改善したところで来院は月に5日に減らしました。それでもテロメアは上がり続け、2019年5月現在、テロメアは854。私の検査では、2018年には乳がんの肺転移の反応がなくなり、治療は2〜3か月に1度程度で十分となりました。

主治医の検診でも、散らばっていた転移がんは非常に小さくなり、肺にあった一番大きながんも月を追うごとに小さくなっていると診断されたそうです。もちろん、いまでも主治医は、大原さんがホルモン剤の服用を続けていると信じています。

図表1　大原さんの病状と治療履歴

年齢	病状と診断	治　　療
37歳	左乳房にステージ1のがんが見つかる。	がんの切除手術、卵胞ホルモン抑制のホルモン療法開始。
39歳		ホルモン治療を終了し、抗がん剤開始。
44歳		抗がん剤終了。
47歳	治癒宣言。	
50歳	左肋骨の裏側付近にがんが再発。	卵胞ホルモン抑制のホルモン治療開始、サイバーナイフ治療も行う。
52歳	肺にがんが見つかる不正出血が続き、貧血になる。	卵胞ホルモンを刺激する、ホルモン療法開始。
56歳	肺にわずかながんが残る程度まで回復。	藤田式波動療法開始と同時に、ホルモン療法中止。

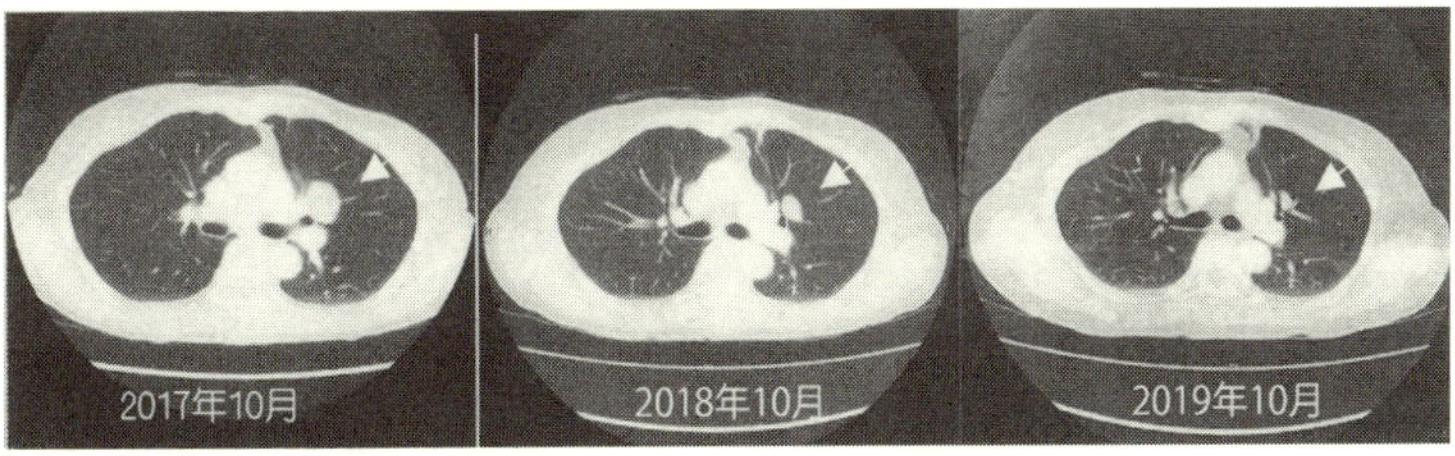

大原さんの肺のCT画像。中央右側の白い部分が腫瘍。明らかに小さくなっている。2019年10月には、さらに腫瘍の陰影が小さくなっている。

いかがでしょうか。

こうした症例は、大原さんだけではありません。私のところで治療を受けている多くの患者さんが、主治医の言いつけを守らずに、回復の一途をたどっています。

本当であれば、西洋医学の医師が代替療法を理解し、ともに助け合って患者さんを支えていくべきでしょう。しかし、現実としては叶いません。

あと何十年、何百年経て、標準治療の誤りを医学会が認めるときが来るかもしれません。しかし、一刻を争うがん患者さんにとって、「今」が何より大切であり、「今」何を選択するかが人生を決定づけるのです。

その選択肢の1つとして、私の治療が役に立つのであればと、「藤田式波動療法」の詳細を一冊にまとめる決意をしたのです。

第2章

なぜ、三大治療では がんを治せないのか、 再発を防げないのか

二人に一人はがんになる。その原因は「加齢」にあるのか

日本人の死因は、30年以上も「がん」が1位の座を譲っていません。

国立がんセンターの統計によれば、一生のうちに二人に一人ががんと診断され、男性の4人に一人、女性の6人に一人が、がんで死亡するリスクを抱えているといいます（P31図表2参照）。

これほどまでに多くの人を死に至らしめる病は他にはありません。いったい、なぜ、他の病気に比べて、がんに罹患すると死亡する確率が高くなってしまうのでしょうか。

これまで、がんの多くの要因は「加齢」にあると考えられてきました。その理由の1つは、高齢になるほどがんと診断される人が多いことにあります（P31図表3参照）。しかし、これは物事の表面だけを見た、誤った判断だと私は思っています。

というのも、一般的な西洋医学の医師が「がん」と診断したときには、実はがんはかなり進行している状態で、実際にがんができ始めたのはもっとずっと以前だからです。まれに非常に速いスピードで増殖するがんもありますが、多くのがんは数年から十数年かけて、

図表２　主な死因別死亡数

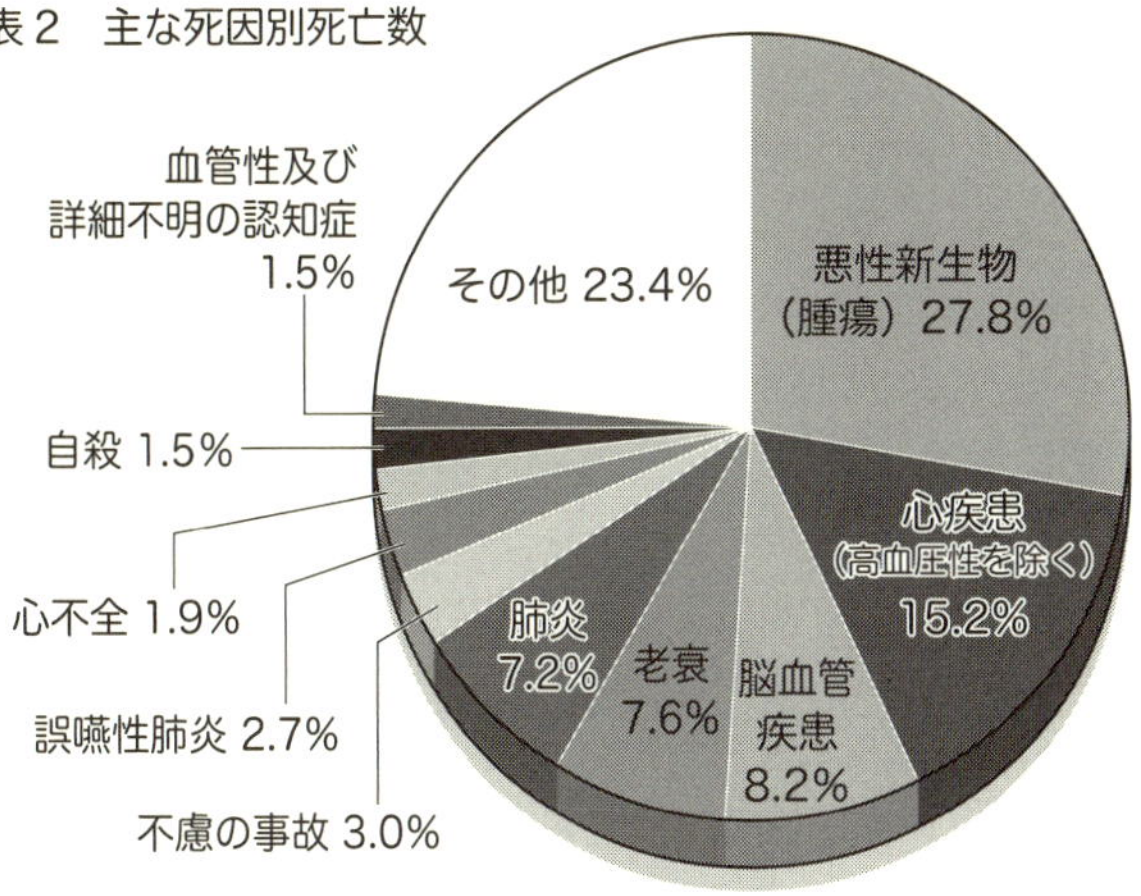

出典：厚生労働省「2017 年 人口動態総計月報年計の概況」

図表３ 年齢別がん罹患率

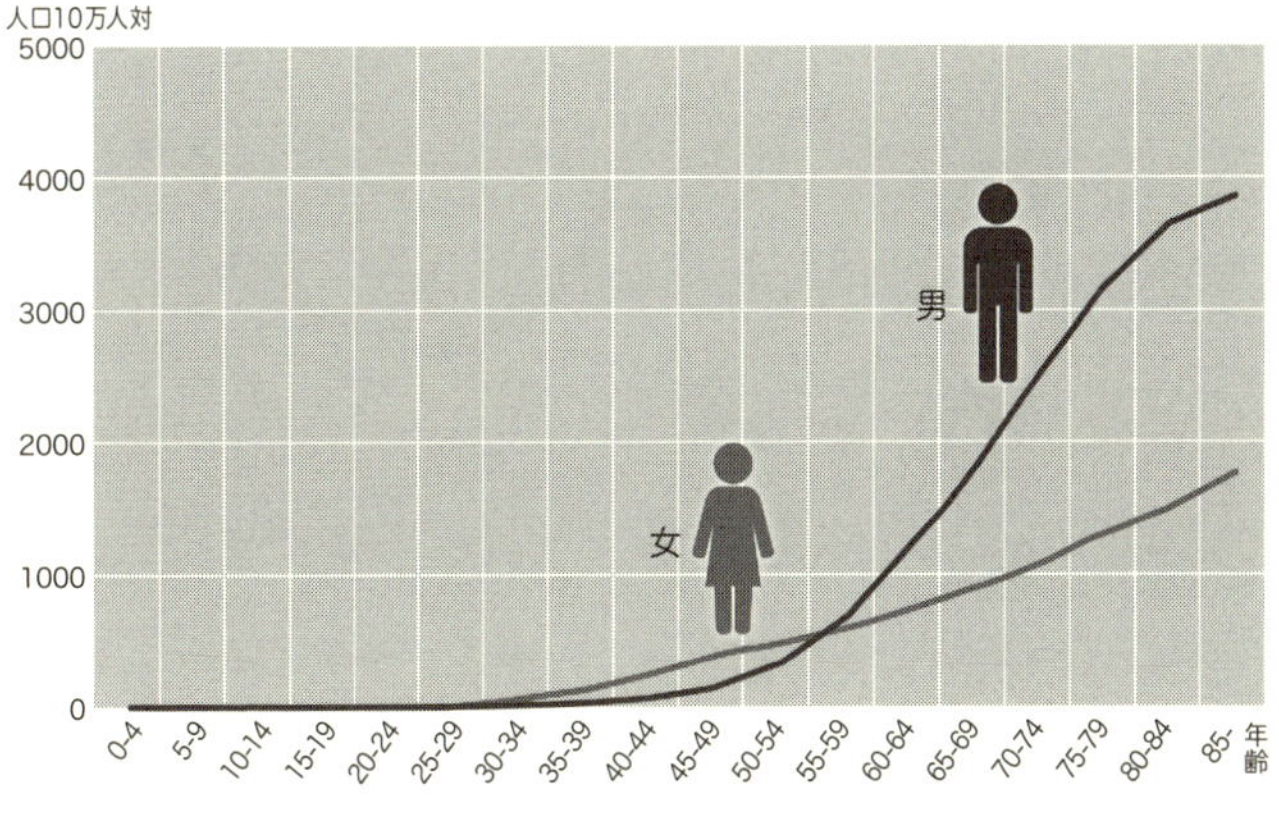

出典：国立がん研究センターがん対策情報センター「がん登録・統計」

早期がんと呼ばれる1㎝弱ほどの大きさになります。つまり、最初にがん細胞ができてから、がんと診断されるまでにかなりの年数が経過しているために、がん罹患者の年齢は高くなり、「加齢」ががんの大きな要因といわれてきたのです。

しかし、最近の研究では、若い人や健康な人の体内にもがん細胞が存在することはわかってきています。ですから、もっと早い段階でがんを発見できていれば、がん罹患率のグラフはまったく違う曲線を描く可能性があるのです。

なぜ、がん細胞は生まれてしまうのか

そもそも、「がん」とは何でしょうか。

本書をお読みの方は、がんについてある程度の知識を持っていると思いますが、なぜ、現代医療でがんを克服できないのか、死因1位となってしまうのかを知るためにも、改めて、がんの発生について確認しておきましょう。

私たちの体内には多くの細胞が存在しています。その数は、30兆個とも60兆個ともいわれます。それらの細胞は、生まれたときからずっと同じものというわけではありません。

神経細胞や心筋細胞は例外ですが、ほとんどの細胞は分裂することで、古いものを捨てて生まれ変わります。皮膚をこすると垢がでますが、あれは古くなった角質細胞が剝がれ落ちている証拠。また、擦り傷ができても皮膚が修復されるのも、新しい細胞が生まれるからにほかなりません。

新しい細胞は、当然ですが古い細胞と同じ働きをするものでなければなりません。そのために細胞のなかには情報を伝える遺伝子があり、正しく情報を引き継ぐようになっています。ところが、何らかの要因によって遺伝子に傷がつくと誤った情報が伝わり、新しくできた細胞が同じものではなくなってしまいます。これが、がん細胞の誕生の瞬間です。

通常の細胞は、1つのものが2つに分裂するだけですが、傷のついた細胞は次々に増殖を繰り返す特性を持っています。これらがかたまりになったものが「腫瘍」と呼ばれる状態です。ただし、腫瘍ができても、他の細胞に影響を与えなければ「良性腫瘍」と呼ばれ、脳以外の場所であれば良性腫瘍そのものが健康に害を与えることはほとんどありません。

しかし、かたまりが広がり、正常な細胞に入り込みながら増殖を続けると「悪性腫瘍」＝がんと呼ばれるようになります。がん細胞は健康な細胞から栄養を搾取しながら、どんどん増殖のスピードを上げていきます。そのため、多くの患者さんは体重が減少し、体力

図表4 正常な細胞ががん化する仕組み

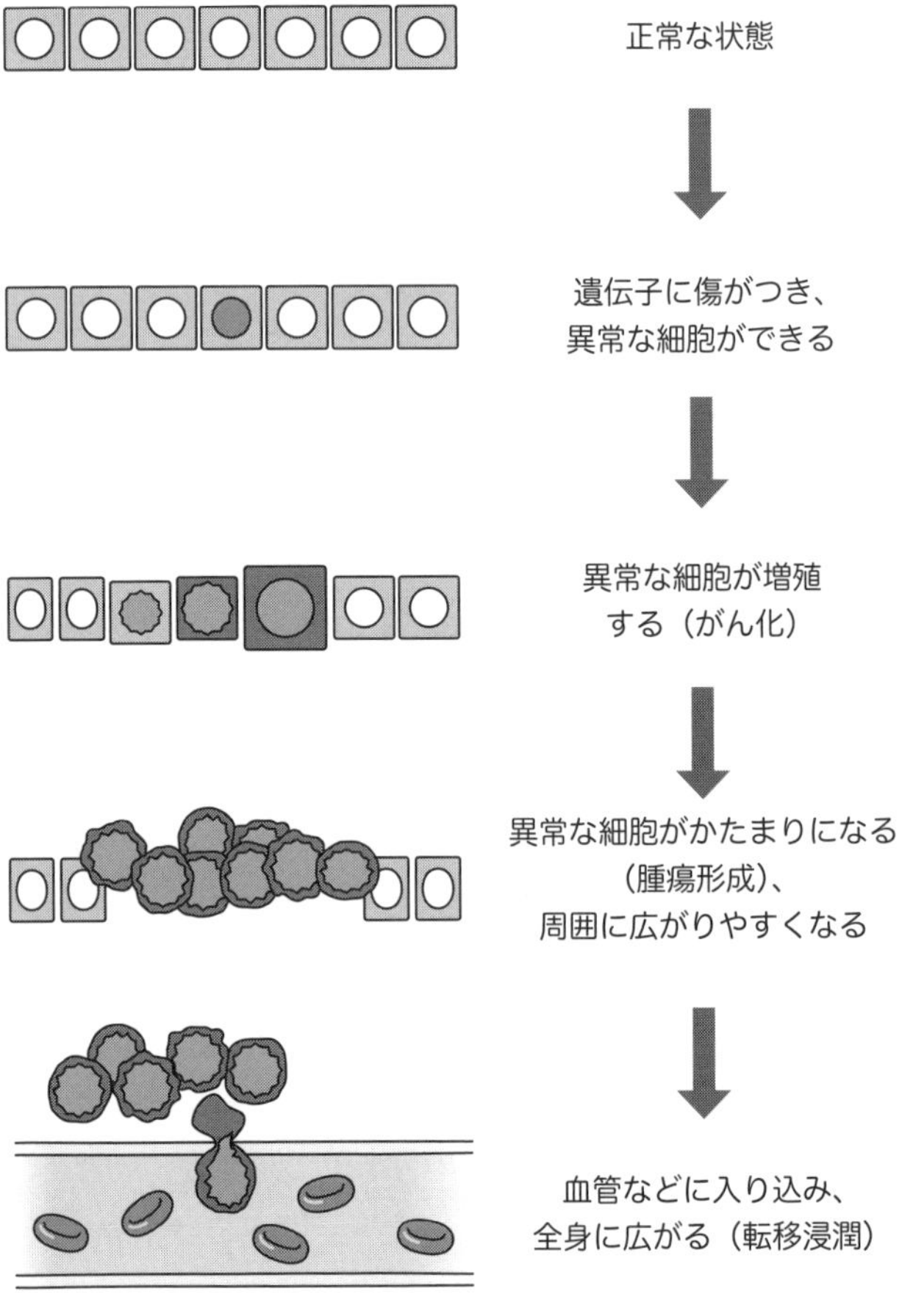

を奪われます。正常な細胞も力を失い、体の機能そのものに影響が及ぶのです。

遺伝子に傷をつける要因は、喫煙、飲酒、肥満？

がんの発生のメカニズムを考えると、遺伝子に傷がつかなければがん細胞は生まれないことがわかります。

では、なぜ傷がつくのでしょうか。

原因は1つではありませんし、そのすべてが解明されているわけではありません。国立がんセンターが公表しているがんの発生理由には、以下のものが挙げられています。

- **喫煙**
- **飲酒**
- **赤身の肉や加工肉の摂取**
- **運動不足**
- **肥満、成人後の体重増加、高身長**

・ピロリ菌や肝炎などの感染
・化学物質
・ホルモン剤の投与

がんになった人の生活習慣などを調査することで、これらの要因が罹患率を上げていることが確認されているのですから、喫煙や適正量を超える飲酒の習慣、偏った食生活や運動不足などが、遺伝子に傷をつけるきっかけになっているのは確かでしょう。

一方で、喫煙も飲酒もしないのにがんになる人はいますし、栄養士や専属の医師をつけて健康状態を管理しているプロアスリートであっても、がんになっているという事実があります。

喫煙に関して言えば、これまでがんの罹患リスクを上げる最大のファクターとされてきましたが、近年、日本人の喫煙率は2割を切っています。男女別にみると男性で29・4％、女性では7・2％（厚生労働省 国民健康栄養調査 成人喫煙率）。これだけ喫煙者が減少しているにもかかわらず、2017年にがんで亡くなった人のがんの部位を調査すると、「肺」がもっとも多いという結果が出ています。高齢者ほど喫煙率が高いからと思われるかもしれませんが、喫煙率が高いのは30代であって、70代以降はどの年代よりも喫煙率は低いのです。飲酒にしても、少量であれば健康に与える影響は少なく、癒しの効果すら期待できます。

また、太っているからという理由も、がん罹患の要因と断言してよいのか疑わしいところがあります。アジア圏の人を調査した研究では、やせすぎによるがんの発生リスクが高いこともわかってきているからです。

精査していくと、公的に発表されているがん発生の理由は、間違いではありませんが、それがすべてではないし、絶対でもないことがわかります。

がんの根本原因は「交感神経の強い緊張」にある

ここで事の本質に目を向けてほしいのですが、「がんの原因」として羅列されるすべてのことは、「ストレス」を引き起こしているという点です。

ストレスと言っても心が受ける精神的な苦痛のことだけではなく、どちらかというと私たちが自覚していない体の内部で起きる「ストレス」がメインになります。正確には「ストレスによる交感神経の異常な緊張」が、がんの根本原因となっているのです。

先に挙げたような、欧米化した食事や運動不足、肥満や化学物質の摂取などは、体にストレスを与え、交感神経を刺激します。すると、本来、人間が持っているはずの「自己治癒力」が働きにくくなり、がんにかかりやすくなってしまうのです。つまり、一般的にいわれる「がんの原因」は、すべてが交感神経の緊張を高めるものであり、交感神経が高まりすぎなければ、がんに罹患する確率は確実に下げることができるのです。

この考えは、今は亡き、福田稔先生と安保徹先生が確立した「自律神経免疫療法の基礎理論」で、「福田―安保理論」とも呼ばれます。1995年に完成したこの理論は医学界の常識を覆すものとして注目され、多くの医師がその考えを踏襲し、薬や手術だけに頼らない治療の開発に挑んでいます。

理論をすべて理解する必要はありませんが、要は、私たちががんになるのは「無意識に働く自律神経がカギを握っている」ことさえわかってもらえればよいでしょう。

自律神経は心拍、血圧、発汗、消化のように、体が勝手に行う活動をコントロールする神経で、アクティブに働く「交感神経」と、ブレーキの役割を担う「副交感神経」の2種類があります。2つの神経は、一方が強く働くともう一方は弱くなり、シーソーのようにバランスを取ることで知られています。

例えば、夜間やリラックスしているときには副交感神経が優位になり、心拍数や血圧を下げます。反対に日中の活動時には、交感神経が活発になり、体の脳も活動状態に入ります。

この自律神経が、体の免疫機能と密接に関わっていることを明確に示したのが「福田―安保理論」です。

体内に異物が入ってきたとき、私たちの体内では「自己免疫」が働きます。免疫とは、体内に病原菌や毒素などの異物が侵入したときに、抵抗して打ち勝つ力や、異物と闘うための抗体をつくる力を指します。異物を排除しようとする自己防衛本能のようなものですが、その役割を担うのが、血液中の白血球になります。

白血球のなかにはさまざまな働きをする細胞が存在し、異物を探す、見極める、攻撃する、排除するなど、割り当てられた仕事を、それぞれの細胞が適切に行うことで、私たちは異物から体を守り、正常な状態を保つことが可能になっています。

しかし、アクティブに働く交感神経優位な状態が続くと、白血球中の細胞のバランスが崩れ、白血球内の「顆粒球」が増加し、「リンパ球」が減少することがわかっています。

顆粒球は細菌など比較的大きな異物が体内に侵入すると、真っ先にかけつけて丸ごと飲み込み、強力な活性酸素を発生させます。大量の活性酸素は細胞に傷をつけますから、顆粒球の増加はがん細胞を生むきっかけとなってしまいます。

一方のリンパ球は、ウイルスのような小さな敵を見定めて、くっついて攻撃をします。がん細胞と闘うのはリンパ球の仲間である「T細胞」や「NK細胞」が担っています。交感神経が優位な状態が続くとリンパ球が減少します。リンパ球が減ればがん細胞への攻撃が弱まるという、困った状態が続くことになるのです。

また、交感神経が緊張すると「アドレナリン」と呼ばれる神経伝達物質が放出されます。アドレナリンは血管を収縮させる作用があり、全身に血流障害を起こします。血流の悪化によって、体のあちこちに老廃物や毒素が蓄積されると、肩こり・腰痛・ひざ痛などの慢性痛や、冷え症、心筋梗塞、高血圧、脳梗塞などの循環系の病気が誘発されます。こうした体調の変化も、体が治ろうとする力を阻害し、がん細胞の増殖に拍車をかけてしまうのです。

現代人は24時間、365日、常に緊張した状態を強いられています。仕事や家事をしているときだけでなく、くつろいでいるつもりの時間にも、パソコンやスマホの画面を見ることで交感神経は優位になりますし、ベッドに入ってからブルーライトを浴びれば、眠っているあいだも交感神経が強まってしまう可能性があります。

また、動物性タンパク質の多い食事や筋トレのような強い負荷のかかる運動も交感神経を刺激します。加えて、大気汚染や化学物質、電磁波も交感神経を優位にさせるきっかけとなります。

昔よりがんに罹患する人が増えた理由は、こうした交感神経優位な生活が続く現代社会にあり、個人の努力だけでは防ぎようのないところまできているのです。

転移と再発を止められないのは、現代医学の検査方法が原因

がん細胞が広がるときには、種を播いたように散らばる「播種《はしゅ》」と、水が浸み込むように周囲の細胞に広がる「浸潤《しんじゅん》」の2種類があります。

播種の場合は、同じ部位でがん細胞が散らばることが多いのですが、浸潤を起こすと血管やリンパ管にがん細胞が入り込む可能性があります。そうすると、血液やリンパ液の流れにのって、体のあちこちにがん細胞は移動し、その部位でも増殖を始めます。これが「が

んの転移」と呼ばれる状態です。

通常の細胞は、自分の使命に忠実ですから、他の部位では力を発揮できません。例えば、筋肉の細胞を骨に移植しても、定着できず死滅するだけです。しかし、ここががん細胞の恐ろしいところなのですが、がん細胞は体のどこの場所へ移動しても増殖を続けることができるのです。

最初にがんができた部位を「原発巣《げんぱつそう》」と呼びますが　がんの手術で原発巣を切除したにもかかわらず他の部位で再発が見られた場合には、手術の段階ですでに転移が起きていたと考えられます。

では、なぜ転移を見破れなかったのか。ここに現代医学のもろさがあります。当然、手術をする前には、レントゲンやCTなどで、原発巣の状態を詳しく調べるとともに、転移がないかも確認します。

しかし、転移したばかりのがん細胞は、小さなかたまりにすぎません。レントゲンやCTで確認するためには1㎝以上の大きさが必要になりますし、点滴を投与し、がん細胞に目印をつけるPET検査でも、5㎜程度に成長していないと見つけることが困難です。ですから転移した場所のがん細胞は見過ごされ、その場所で静かに増殖を開始することになります。

1度がん治療をした人が、数年後から十数年後に別の部位のがんを発症するのは、こうした理由からなのです。

三大治療の落とし穴①　手術が免疫力を低下させる

一般的な西洋医学の治療では、がんと診断されると「標準治療」と呼ばれる、手術、抗がん剤、放射線の三大治療を受けることになります。

がんの治療がうまくいく最大のポイントは、早期発見、早期治療であることは間違いありません。がんが小さく、転移もしていなければ、多くの場合、手術によって取り去ることができます。「ステージ1」と診断されるケースでは、ほとんどが手術で治療が可能です。

しかし、ある程度の大きさになってから見つかったがんは、手術をしてもがん細胞をすべて取り切れないことがあります。播種によってがんが点在していたり、他の部位へ転移していれば、原発巣を除去しただけでは、体のなかにがんは残ってしまいます。

また、術後の体はがんになりやすくなるというデメリットも考慮しなくてはなりません。

体にメスを入れると、皮膚や筋肉、脂肪、毛細血管などが切断されることになります。術後の体内では体を修復するために白血球が集まってきて必死に働きます。白血球のなかでも、術後の修復に必要とされるのが、細菌などを攻撃する「顆粒球」です。体内では顆粒球を増やして、感染を起こさないようにしながら、傷を治していきます。

がんの原因のところでも述べましたが、残念なことに顆粒球が増加すると、リンパ球であるがんと闘うT細胞やNK細胞は減少してしまいます。つまり、手術でがんを取り去った後の体は、がん細胞に対する免疫力が極端に低下していることになるのです。

三大治療の落とし穴② 放射線治療が正常細胞をがん化させる

三大治療のなかでは手術が最優先されますが、腫瘍の近くに大きな血管がある場合は手術が困難です。また、咽頭がんや喉頭がん、耳下腺がんなどは手術をすると体の機能に後遺症を残すおそれがあります。これらのケースでは、放射線治療が行われますが、健康な細胞への影響も計り知れないものがあります。

放射線による影響と言えば、東日本大震災における福島原発の事故が記憶に新しいところですが、近隣の子どもたちに甲状腺がんが増加しているのは紛れもない事実です。チェルノブイリの原発事故でも、広島や長崎の原爆投下でも、その後にがんを発症した人が急増していました。

がん細胞を殺すために放射能を照射したことで、周囲の健康な細胞の遺伝子に傷をつけ、新たながんを生んでしまうのであれば、本末転倒と言わざるを得ません。このところ、サイバーナイフや粒子線といった、ピンポイント照射を行う装置も使われ始めていますが、それでも周囲の細胞への影響は避けられません。加えて、放射線治療後の副作用は患者さんの体を痛めつけ、体力を奪います。そのために、体の免疫力が下がり、結局はがん細胞と闘う力を失ってしまうことになるのです。

三大治療の落とし穴③　医師は自らががんになったら、抗がん剤治療は受けない

では、抗がん剤はどうでしょうか。

医学界では、次々と新しい抗がん剤が開発され、ある一部のがんに対しては非常に高い

効果を発揮する抗がん剤も登場しています。

しかし、先にも述べた通り、がん細胞は攻撃してくるものに対して耐性を持つようになります。ですから、同じ抗がん剤が永遠に効き続けることはありません。Aという抗がん剤が効かなくなったら、Bへ、次はCへ。使用できる抗がん剤がなくなれば、そこで治療は終了となってしまいます。

第1章で紹介した大原さんもこのケースに当てはまります。彼女の場合は、乳がんだったため抗がん剤ではなくホルモン剤でしたが、主治医はいくつかのホルモン剤の名前を挙げ、それらの効果がなくなれば治療は終了。ホルモン剤はあくまでも「延命治療」と断言していました。

こうしてみていくと、三大治療ががん治療の決定打とはならず、加えて体に大きな負荷をかけることがわかると思います。

医師自身も三大治療の限界は把握しています。事実、医師に「あなたがステージ4のがんになったら、どんな治療を受けたいですか?」と聞いた調査では、「痛みやつらさを取り除く緩和治療」と回答した医師が圧倒的で、「抗がん剤はやりたくない」と答える人が非常に多かったのです。

自分はやりたくない治療。でも、患者にはそれを施す。この矛盾ががん患者さんを苦しめているのです。

医師が標準治療にこだわる理由

三大治療が体に与える悪影響を知りながら、なぜ、医師たちはその歩みを止めないのでしょうか。

そこにはいくつかの理由があります。

1つには「医師はできる限りの努力をして、患者の命を助けなければならない」と教育されてきている点にあります。欧米では医大生に向けて、緩和ケアをしっかり学ばせるようなプログラムが励行されていますが、日本ではいまだに「生かす治療」を徹底して教えています。

もう1つの側面として、家族が「生き続けてほしい」と願う点も看過できません。本人は「もう、つらい治療はたくさん」「痛みから解放されたい」と願っていても、家族は「まだ、治療法があるはず」「少しでも長く生かしてほしい」と、医師にすがってしまいます。

とくに若い人や、現役世代ががんに罹患すると、家族の思いは強く、「頑張って」「あきらめないで」と患者さんを励まし、医師にも「打つ手」を要求します。医師は「本人のために、体力を奪うような治療はしたくない」と思っても、家族の要望を断る勇気はなかなか持てるものではありません。後になって「もっとできることがあったのでは」と訴訟でも起こされたらと考えると、手を尽くし続けてしまう気持ちは理解できます。

さらに、問題になるのは、日本の健康保険制度です。国民の誰もが、何らかの健康保険に加入し、収入等に応じて医療費の補助を受けられるこの制度は確かに素晴らしいものです。高額な医療費になっても、月に自己負担する金額には上限がありますから、手厚い医療を受けることが可能になります。

しかし、ここには大きな落とし穴があって、健康保険が適用される治療や薬品は、国が認めたものだけという約束があります。例えば、体への侵襲の少ない内視鏡支援ロボットによる手術や、ピンポイントでがんに照射するサイバーナイフは保険が適用されない場合もありますし（2019年11月現在）、海外では治療の有効性が認められていても日本国内で承認の下りていない抗がん剤に保険は適用されません。

また、一般的ながん治療の病院以外で行われる「代替療法」も、保険の適用外となり1

00%自己負担となります。私の治療も当然ながら、保険の適用にはなりません。

そのため、がん治療を行う病院では、がんの種類ごとに、標準的な治療方針を定めています。検査結果や症状などから総合的に判断し、保険適用内で「あなたにはこの治療が最適です」と示すのです。そこには、「この治療を行うと、生存率はこれくらい」という、過去の治療実績からはじき出された数字も明示されています。

患者さんからすれば、膨大なデータを分析してつくられた治療方針ですから信じるしかありません。私のところへ来院する患者さんも、そうした病院の治療指針やデータを持参される人がいます。そして、悲しそうな目で、

「抗がん剤なら5年生きられると言われました」

「放射線と抗がん剤を使えば、余命半年だそうです」

などと、おっしゃるのです。

しかし、そこには「健康保険が適用される治療であれば……」という大切なキーワードが抜けています。医師のほうも最初から「保険適用内」という想定で話をしているために、「他にはこんな手がある」「自由診療なら……」という提案をすることはないのです。

治療後の生存率は、治療を受けていない人もカウントされているという事実

ほとんどのがん患者さんは、医師から告げられた通りの治療を受けます。セカンドオピニオンを受ける人が最近は多くなりましたが、西洋医学の医師同士はケンカをすることはほとんどありませんし、何より標準治療指針が決まっていますから、健康保険適用の治療を求めるのであれば、ファーストオピニオンの医師の意見を覆す医師は皆無と言ってもよいでしょう。

しかし、がんについてよく勉強している患者さんは、医師の治療方針に疑問を持ちます。抗がん剤や放射線の副作用、健康な細胞への影響などを知れば知るほど、主治医の治療だけでは、不十分であることに気づきます。

そうなったときに、患者さんたちの選択は次の3つのいずれかになります。

①西洋医学の医師にすべてを任せる

②西洋医学の医師を受診しつつ、代替療法も受ける

③代替療法のみを受ける

西洋医学に疑問を持つ患者さんの多くは、②を選択します。

西洋医学をばっさり切ってしまうと、レントゲンやＣＴといった検査を受けられなくなってしまうからです。しかも、その際に、西洋医学の医師には代替療法を受ける事実を伝えない患者さんがほとんどです。

たいていの医師は代替療法を嫌うことを患者さんは心得ています。

「○○という代替療法を受けてみようと思うのですが」と主治医に相談したところ、「私の治療方針で納得できないなら、他へ行ってください」とはっきり言われた患者さんを何十人も知っています。

とはいえ、主治医に言われる通りに抗がん剤を服用していけば、体はどんどんつらくなる。そこで、患者さんは「薬を飲んでいる」と嘘をつき、服薬せずに受診している人が多くなります。なかには、入院中でも薬は飲まず、見舞いに来る家族に持ち帰ってもらっていたという人もいます。

こうなってくると、標準治療の指針として使われている生存率データは、まったくもって信用できないことになります。実際には服薬せず、代替療法だけを受けていた人も、その薬を飲んだ人のデータとしてカウントされているわけですから。

がん治療を選択するに当たって、ここのところは非常に重要なポイントとなります。医師の示す「この治療における生存率」というのは、決して正しい数値ではない。そのことだけは、十分理解しておいてください

第3章

私たちの体は「波動」にコントロールされている

～宇宙のあらゆるものの根幹となる波動の正体とは～

目に見えない「力」が、患者の体にエネルギーを与える

さて、ここからはいよいよ私の治療の要となる「波動」について、お話をしていきたいと思います。大前提として、私の治療には副作用もなければ、痛みやつらさもないことをお伝えしておきます。

第2章で手術、放射線、抗がん剤といったがんの標準治療が、人の体に及ぼす影響について解説しました。いずれの治療も、体力を奪い、体が回復する能力を奪うだけでなく、がんに対する免疫力を下げ、治療後、体内に残ったがん細胞を増殖させる原因となってしまうものでした。

西洋医学では、病気の原因となった部位に注目して、その部分を手術で切除するとか、放射線を照射するなどの治療を行います。治療した部分の不具合は修正できるかもしれませんが、そのおかげで体力が奪われる、つまり全身のエネルギーバランスが崩れるのです。

例えば、風邪をひいて鼻水や咳が出るようなときに、擦り傷が治りにくくなったり、糖尿病や肝臓疾患などの持病が悪化したりすることがあります。これは体内で風邪のウイル

スや細菌と闘うことに白血球が使われてしまうために、傷の修復や持病のための自己治癒力が奪われてしまうからです。

これと同様のことが、多くのがん治療で起きています。体に残っているエネルギーを病気と闘うために集約して使う。その結果、全身状態は悪くなるというのが標準治療の当たり前なのです。

一方、私の治療は、がん細胞には攻撃を行いますが、それ以外の正常細胞にはプラスのエネルギーしか与えません。そして、全身のエネルギーバランスも整え、体全体が良い方向に向かうように調整する治療です。

そのために使うのは、薬でも、科学的な物質でもありません。メインとなるのは「波動」です。

波動という単語からは、スピリチュアルな印象を持たれるかもしれません。確かに波動は視覚、聴覚、触覚など、人が直接感じることのできないものです。しかし、放射線も電磁波という目に見えないものを体に照射しているわけですから、目に見えないから信じないというのは性急すぎる判断ではないでしょうか。

世の中には、見えない、聞こえない、触れない、匂わない、味もしないけれど、確かに存在するものはたくさんあります。例えば水は、液体や氷のような固体になっていれば、見て触ることも、味わうこともできますが、水蒸気という気体になると、私たちはその存在を五感で確認することはできません。

また、さまざまな「力」も目に見えないものに当てはまります。電気もガスも、風力も、動力になったり、炎が燃える現象は目にすることができますが、力そのものは見ることはできません。もっと言ってしまえば、地球上のすべてのものは重力で地球に引っ張られていますが、重力によってリンゴが木から落ちる様が見えるだけで、力は姿形にはなりません。

つまり、目に見えないところにも、私たちの周りには多くの「物」が存在し、多種多様な「力」がうごめいているのです。

宇宙、地球、そして私たちの体も、すべては波動で成り立っている

目に見えるものであれ、目に見えないものであれ、宇宙に存在するすべて物や力は「波」で構成されています。

今、皆さんの目の前にある本も、紙とインクからできているように見えますが、小さく分解していくと、振動する「波」になります。

このことは物理学の根幹である量子力学の理論になりますが、非常に難解な学問で、私自身も詳しいことは理解できていません。また、量子力学の研究者のなかでも、多様な意見があり一概に「こういうことです」と説明することも困難です。

しかし、物や力を小さく分解していくと、最終的に微細な「素粒子」になることはほぼ一致した意見になります。素粒子の一種である「ニュートリノ」に質量があることは、2015年にノーベル賞を受賞した東京大学宇宙線研究所長の梶田隆章氏が実証していますが、もちろん目で見ることや、私たちがその存在を感じることはできません。

その微細な素粒子は、常に振動していると考えられています。つまり、どんな物も力も、基本は振動からつくられているのです。振動は波を発生させ、波が力となりエネルギーを生み出します。これが「波動」の正体です。

難しく考えるとわかりにくくなってしまいますが、皆さんにわかってほしいのは、すべてのものが「波動」で成り立っているということ。そしてそこには必ずエネルギーがあるということです。

しかも、「波動」は、それぞれの「物」によって固有の周波数を持っています。周波数は一定の時間に何回振動が起きるかを示す数値で、1秒間に10回振動する場合に「10ヘルツ」と表します。

例えば地球にも固有の周波数があります。1952年にドイツの物理学者、ヴィンフリート・オットー・シューマンが唱えた説ですが、地球の基本的周波数は7・8ヘルツと予測されています。大地と大気の上層部を、波動が大きな波となって反射しながら地球を周回していて、その速度と地球の円周から割り出された値です。

しかし、常に7・8ヘルツが保たれているわけではなく、3・5ヘルツから41・3ヘルツのあいだの、いくつかの波動も観測されます。周波数が一定ではない理由は、地球上から発せられるさまざまなエネルギーや、宇宙からの波動も、地球の周波数に関連しているのではないかと考えられています。

当然、私たち人間の体にも波動があります。体内の「波」を測定するものには脳波の検査が知られています。神経の活動は電気信号で行われていますから、脳の中では常に電気が飛び交い、波動が発せられています。ですから、頭に電極をつけて、その波を調べると、脳のなかの波動を波形や周波数として捉えることができるのです。後頭部の脳波は健康な大人では9～11ヘルツくらいの周波数ですが、てんかん、脳梗塞、脳腫瘍、薬物中毒などがあると、特有の周波数や波形が見られることから、病気の鑑別に役立てることができます。

ただし、一般的に医師が体の「周波数」を計測するのは「脳」と「心臓」に限定されています。他の部位は、レントゲンやCT、MRIなどの画像と、血液や尿、組織などの成分検査によって診断が行われているのです。

つまり、脳と心臓以外の波動を計測しようとしないのです。

体に不調があるとき、その部位の細胞は異常な振動をしている

私たちの体内の細胞は、1つひとつが波動を持ち、エネルギーを発しています。それらがかたまりとなって1つの臓器をつくり、臓器全体も固有の周波数を持ちます。さらに、臓器だけでなく、筋肉、骨、血液など、体の部位すべてが集合し「一人の人間」としての周波数も持っています。

体内のどこかで感染や病気、けがなど不具合が生じたとき、その部位の細胞はわずかな

がら異常な振動を起こします。病気が進行し、体のあちこちの細胞が異常な振動をするようになれば、全身から発せられる周波数にも変化が起こります。ですから、小さな異常な振動、つまり波動の周波数のわずかな変化を察知できれば病気は早期に発見できるのです。

そうした事実があるというのに、脳と心臓以外の部位の波動を測定して検査に活かそうという発想は、西洋医学にはありません。医学の歩みが、波動という観点をないがしろにして発展してきたことは、結果論ではありますが、残念な流れと言わざるを得ません。

とはいえ、波動が医療にとって「なくてはならないもの」であると気づいている医療関係者もたくさんいます。歯科、整形外科、産婦人科などで、波動による検査や治療、痛みの緩和などを行う医師は少しずつですが確実に増えてきています。

ただ、日本での認知度はそれほど大きくはありません。現状では海外のほうが圧倒的に波動を使った医療は進んでいます。とくにドイツやロシアでは波動療法の注目度が高く、ドイツに関しては、波動を使った医療機器が2万台以上も医療機関に導入され、健康保険の適用となるケースもあるほどです。

私が検査と治療に使用する波動療法の機器もドイツから取り寄せていますが、大量生産できない上に、多くの医師が発注をするものですから、新たに購入をしようとしても簡単には手に入りません。世界では「波動」が医療にとって必要なものだと認識されつつある証といえるでしょう。

パワースポットは良い波動で満ちている

波動の持つエネルギーについて、もう少し詳しくお話ししていきましょう。

緑豊かな森林や、静かな湖畔、厳かな神社など、「パワースポット」と呼ばれる場所があります。皆さんも、心を落ち着けたいときや、願いごとがあるときにパワースポットへ出かけた経験があるかもしれません。

そこには何があったでしょうか？　おそらく、特別なものは何もないのです。ただ、そこに立ったとき、心が穏やかになり、人によってはオーラに包まれたような不思議な感覚を味わうかもしれません。

実は、それが波動のエネルギーなのです。

パワースポットと名付けられている場所すべてとは限りませんが、多くの人が「何か」を感じる場所は、たいてい良い波動があり、心身を癒す周波数を持っています。

実際、私も高尾山や伊勢神宮を訪れた際、非常に強い波動を感じました。ただし、同じ神社のなかでも、すべての場所が良い波動かと言えば、そうでもなく、ある一定の空間に良い波動が感じられるようです。

ドイツのある教会は並外れたパワーが感じられる場所として有名でしたが、そこを波動の研究家が訪れ、調査をしたことがあります。専門家たちが測定していくと、教会内部には波動の強いエネルギー放射を感知しました。何より専門家たちを驚かせたのが、その周波数が21・2であったことです。

この周波数は、神経伝達物質「アセチルコリン」と同じ数値です。副交感神経という心身をリラックスさせる神経と深く関わりがあり、情緒の安定、心臓の鼓動を穏やかにさせる働きにも関係する物質です。教会内に入ると、脳内にアセチルコリンが分泌されたときと同様の波動を得られるために、人々は穏やかで、心が洗われるような澄んだ気持ちにさせられたのです。

私たちは、もし常に良い波動だけで構成された場所で暮らし、悪い波動を持つものと接触しなかったとしたら、大病にかかることはおそらくないのです。

住む場所の波動が、病気を招く原因になることも

パワースポットとは反対に、「この場所は何か嫌な感じがする」と、不吉な印象、落ち着かない気持ちにさせる場所があります。そうした場所では、体や心に悪い影響を与える「マイナスの波動」が流れています。過去に不幸な出来事があった場所で、「心霊スポット」などと呼ばれるような場所も、たいていは悪い波動が滞り、近づくだけで体調が悪くなったり、精神的なストレスを感じたりするようです。

また、地下に断層や水脈のある場所、電磁波の強い場所も心身に良くない影響を与えるマイナスの波動が生まれることで知られています。

例えば、代々、がんになりやすい「がん家系」の家族からの依頼で、波動の専門家がその家の波動を調べたところ、マイナスの波動が主寝室から測定されました。地盤を確認したところ、地下に水脈が通っていることがわかりました。

高圧電線のそばに住む人に白血病患者が多いことも、波動を勉強している人なら知っていることです。

最近は、電子レンジやＩＨクッキングヒーターなど強い電磁波を発生させる家電や、Ｗｉ－Ｆｉの電波が心身に与える影響が問題視されるようになっていますが、その通りで、体内の細胞にマイナスの振動を与えることは明白です。携帯電話の中継アンテナとなる基地局の近くに住む人が、電磁波の影響でめまいや、頭痛、肩こり、下痢などの症状を起こす「電磁波過敏症」で悩んでいるという声も少なくありません。

子どもの脳の発達や、男性不妊症、心臓病、白血病、脳腫瘍など、電磁波が病気を発生させる原因になっていることは、諸外国の調査でも明らかにされています。日本の総務省は、電磁波の１つである携帯電話の電波について「安全は確認されている」と断言しながらも、一方で「子どもが携帯電話を長時間使用するのは避けたほうがよい」とも述べています。

急速に電磁波を用いた機器が発展している現代社会ですから、経済効果や社会秩序を守るために、電磁波の危険性を強く訴求するのは難しいのでしょう。

図表５　私たちの周りにある電磁波

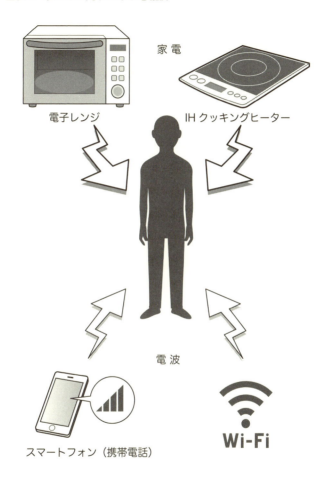

良い波動の食べ物が「体の治る力」をアップさせてくれる

がん患者さんは食べ物に大変気をつかいます。野菜ジュースを飲む、玄米を食べる、甘いものや肉類を食べない、塩分は控えるなど、工夫や自制をされている人も多いでしょう。がん細胞はブドウ糖をエサにして増殖していきますから、ブドウ糖のもととなる糖質やタンパク質を減らした食事は、がんの進行を遅らせ、再発を防止するためにも重要なことです（前著で「がん治療のための食事療法」について詳しく解説していますので、そちらを参考にしてください）。

もちろん、そうした食生活の見直しは大切なのですが、それよりもさらに重要なことは、その食べ物がどんな波動を持っているかという点です。

例えば、ペットボトルに入ったミネラルウォーターでも、メーカーによって波動は少しずつ異なります。水源、水のろ過方法、ペットボトルの種類などによって、ミネラルウォーターの波動は変化しますし、さらに言えば、同じメーカーのものでも、工場から運ばれてきた経路、保存方法も波動に影響を与えます。

また、化学物質もマイナスの波動を生む傾向にありますから、農薬、化学調味料、添加物が使われた食材や食品はよくありません。

では、良い波動の食品にはどのようなものがあるかと言えば、有機栽培の野菜や、放し飼いで育てられた鶏の卵など、できるだけ自然な食材であることです。調理方法は焼くよりも、蒸す、煮るほうがよく、電子レンジやＩＨクッキングヒーターでの調理は、電磁波の影響を考えると避けたほうが望ましいのです。

ただし、波動の良し悪しは、波動を調べる鍛錬を積んだ者でなければチェックができません。そこが波動療法の今後の課題でもあります。私の患者さんのなかには、ご自身で調理したものや、購入した食材を持って来られて、「食べてよいものか」を調べてほしいとおっしゃる方もいます。もちろんすぐに調べて回答させてもらいます。

普段から「あれも、これも食べられない」と節制していらっしゃるので、食べたいものを持って来られて「これは食べても問題ありません」とお伝えすると、本当に嬉しそうな表情になられます。

食事は毎日のことですし、体内に入れば、体のなかの細胞に非常に近い場所で影響を及ぼします。それだけに、良い波動の食事を続ければ、体の持つエネルギー全体をアップさせられますが、悪い波動の食事は体が治ろうとするパワーを低下させてしまいます。とくにがんの治療中は、体のエネルギーが奪われやすくなっています。そのためにも、私は治療の一環として、患者さんへ食事についての助言を続けています。また、宿泊して治療をされる患者さんには、良い食材や調理器具を提供するようにしています。

波動療法は東洋医学と西洋医学のマッチングである

波動の話をすると、「『気』とは違うのですか?」という質問を受けることがあります。明確に答えるのは難しいのですが、根本的な部分は同じだと私は理解しています。

「気」は中国医学の基本になります。宇宙の誕生から、私たち人間が生まれたことも、自然界におけるすべての物、事象、変化に関与しているのが「気」というエネルギーであるという考えです。

日本にも中国の「気」の考え方が古くからありました。実際、日本には「気が晴れる」「気が滅入る」「気のせい」など、「気」という文字を使った言葉がたくさんあります。これらの「気」を現代人は「気持ち」と捉えますが、本来は中国由来の「気」、つまり、この世界、そして私たち自身を支配するエネルギーのことを指します。

「病は気から」という言葉も、中国に残る最古の医学書『黄帝内経《こうていだいけい》』に記されている言葉が元になっているといわれています。その意味は「すべての病は気から生ずる」と伝わっており「気」が乱れることで病気が生じることを表しているのです。

私たちの体のなかには「気」が巡り、その流れが整っていれば体調が良く、気が滞れば不具合が生じる。だから、治療に当たってはどこか一部が不調であったとしても、その部分だけが悪いと判断するのではなく、全身の症状をくまなく読み取り「証」という分類で病状を表現します。

治療に当たっては、「気」の流れの滞りを改善することが第一とされ、手術や科学的な薬品を使いません。生薬や漢方薬など、できるだけ自然なものを服用させ、鍼灸やマッサージなどで、体に刺激を与えることで気の流れを整えます。「気」がスムーズに流れると体が自分で治ろうとする力「自己治癒力」が高まり、不調が改善するというのが「気」を利用した治療の大筋になります。

なかには体に直接触らず、手からエネルギーを発して患者さんの体にパワーを与える「気」の術者もいます。あの施術は、私が行っている波動療法と非常に近いのだろうと思います。おそらく、気功で治療をする人は、ご自身で良い波動をつくり発信することができるのでしょう。代えがたい素晴らしい力だとうらやましくも思えます。

ただ、私が行う波動療法と決定的に違うのは、「気」が全身の流れを整えることだけに注視するのに対し、私の治療では不具合のある細胞の振動を数値で確認し、正常な振動に戻すという「具体性」にあります。

西洋医学では画像診断や血液検査の結果から、体がどれくらい悪くなっているか診断をし、それを修復するために手術や投薬が行われます。検査結果は目で見ることができ、数値化されるものもあります。私の波動療法も、検査では具体的な数値をお伝えできますし、悪い部分の数値を改善するために治療を施すという流れは西洋医学と何ら変わりません。

しかし治療方法は西洋医学とは違い、体に侵襲を与えません。その意味では「気」を利用した治療と近いのかもしれません。

つまり、波動療法は東洋医学と西洋医学の良いとこ取りをした、画期的な治療方法と言えるでしょう。

波動療法が得意とする疾患はアレルギー、感染症、そして「がん」

私が波動療法と出合ったのは15年ほど前のことになります。はじめは、花粉症の治療から取り掛かりました。というのも、アレルギー症状は波動の乱れがすぐに症状となって現れる疾患であることから、治療の効果も早く出るのではないかと考えたからです。

ひどい花粉症で悩んでいたクリニックの看護師や私の娘に協力してもらい、波動療法を試してみました。すると、たった1回の治療で鼻水やくしゃみが止まったのです。一人の看護師は、目のかゆみが治まらなかったので、次の治療時に、花粉症の波動とともに目の疾患に必要な波動も加えてみました。すると、その日からぴたりと目のかゆみも治まったのです。

治療した全員が、その年の花粉シーズンはアレルギーの薬を使用せず過ごせました。この結果を受けて、私は治療のなかに少しずつ波動療法を取り入れるようになりました。

さまざまな疾患に波動療法を続けていくうちに、効果が表れやすい疾患と、時間のかかるものがあることが見えてきました。

波動療法の治療を施しても、すぐに効果が出ない疾患には、整形外科的な痛みと、成人病などの生活習慣病が当てはまりました。逆に、効果が早く出た疾患は、ウイルスや細菌による感染症でした。

そこで私なりに、治療効果を分析してみることにしました。

生活習慣病は長期間の不摂生によって、血管や心臓、呼吸器などさまざまな部位に少しずつ負担がかかっています。

波動的に言えば、体のいろいろな臓器の細胞が異常振動を起こしている状態です。その1つひとつの波動を改善するには、何種類もの波動を使い、順次、細胞の波動を調整しなければなりません。一か所が良くなっても、他の場所の波動調整がうまくいっていなければ、全身状態は改善しません。そうした理由から、波動療法といえども、即効で治癒させることが難しかったのです。

痛みに関しては、痛みを発生させている部位の修復は、細胞の振動だけでなく、骨や筋肉などの物質的傷害も必要になります。そのためには、残念ながら波動を修正するだけでなく、外科的な措置や機能を回復させるリハビリテーション、腱引き療法（腱・筋肉を調整する日本古来の施術法）なども必要になります。加えて、痛みを脳に伝える脊髄、そして痛み信号を捉える脳そのものの波動調整も必要となり、波動療法オンリーでは「痛み」の改善は簡単には叶わなかったのです。

対して、ウイルスや細菌による体調不良は、体内の免疫力が高まれば、かなりのスピードで対処できます。西洋医学の世界でも、インフルエンザにはタミフルやリレンザといった抗生物質が効果を上げていることは皆さんもご存じの通りです。ですから、白血球の活動を活性化させる波動を調整するだけでも、細菌やウイルスの感染による症状は比較的早く改善できたのです。

波動療法では、細菌などを直接叩くことができます。

例えば、上気道炎の原因となる細菌やウイルスなど26種類が、波動療法で使用するバイオレゾナンス実践機では知られています（バイオレゾナンス実践機の詳細についてはP82で紹介します）。風邪にかかったときには、まず、これら26種類の細菌やウイルスをロッドで確認します。これで風邪の原因となっている細菌やウイルスを特定できるのです。特定できたらこれらの細菌やウイルスを直接叩き、除去することで風邪はあっという間に良くなります。

ちなみに私は、風邪かなと思った時点で26種類の細菌やウイルスをチェックし、1日2

回（朝・夕）遠隔治療を行います。念のため翌日も2回遠隔治療をすることで風邪薬は不要となります。

こうした治療経験を1つひとつ精査していくと、細胞の振動の乱れが小さく、また乱れを起こしている細胞が少ない段階ほど、波動療法の治療が効果的であると判断できました。ということは、細胞の微細な振動から疾患がスタートするがんは、波動療法の得意とするところではないかと予測が立ちました。

健康な細胞の遺伝子に傷がつき、異常な振動を始めたときに、すぐに波動調整をすればがん化が防げる。たとえ、腫瘍になったとしても、細胞の振動を波動で調整し続ければ、きっと腫瘍そのものを小さく、最終的には消滅させることもできる。そう確信したのです。

長年試行錯誤してきた私のがん治療が、大きな一歩を踏み出した瞬間でした。

第4章

転移・進行・再発がんに効果的な「藤田式波動療法」とは

共鳴によって波動が伝わり、さらに波動のパワーがアップする

波動について理解いただいたところで、ここからは私の治療の流れをお伝えしていきます。P77図表6をご覧ください。簡単に説明すると7つの段階に分かれています。具体的な内容については、P86～117の「治療の流れ」で説明します。

治療の根幹は、異常な振動をしている細胞が正しい周波数で振動するように導き、正常な細胞に対しては生命エネルギーに満ちた波動を与えることです。

体内にある細胞に、外から波動の刺激を与えて周波数を調整するためには、「共鳴」や「共振」という作業が必要になります。共鳴も共振も、複数の波が影響し合う状態を指すもので波動的には同じ意味ですが、一般的には共鳴は動きに関するものに使います。この書籍では統一して「共鳴」と表現することをご承知おきください。

共鳴は英語やドイツ語では「レゾナンス」と言いますので、波動療法は別名「バイオレゾナンス療法」とも呼ばれます。

共鳴とは、同じ周波数を持ったもの同士が振動を共有する物理的現象のことをいいます。

図表６　「藤田式波動療法」の標準的ながん検査と治療の流れ

1. 生体エネルギーの測定
2. テロメアの測定
3. がんの種類とがんの部位特定
4. バッチレメディを選ぶ
5. 陶板浴療法 10 分
6. ハーモナイズ療法 60 分
7. 自宅で使う転写水の作成

図表７　音叉の共鳴実験

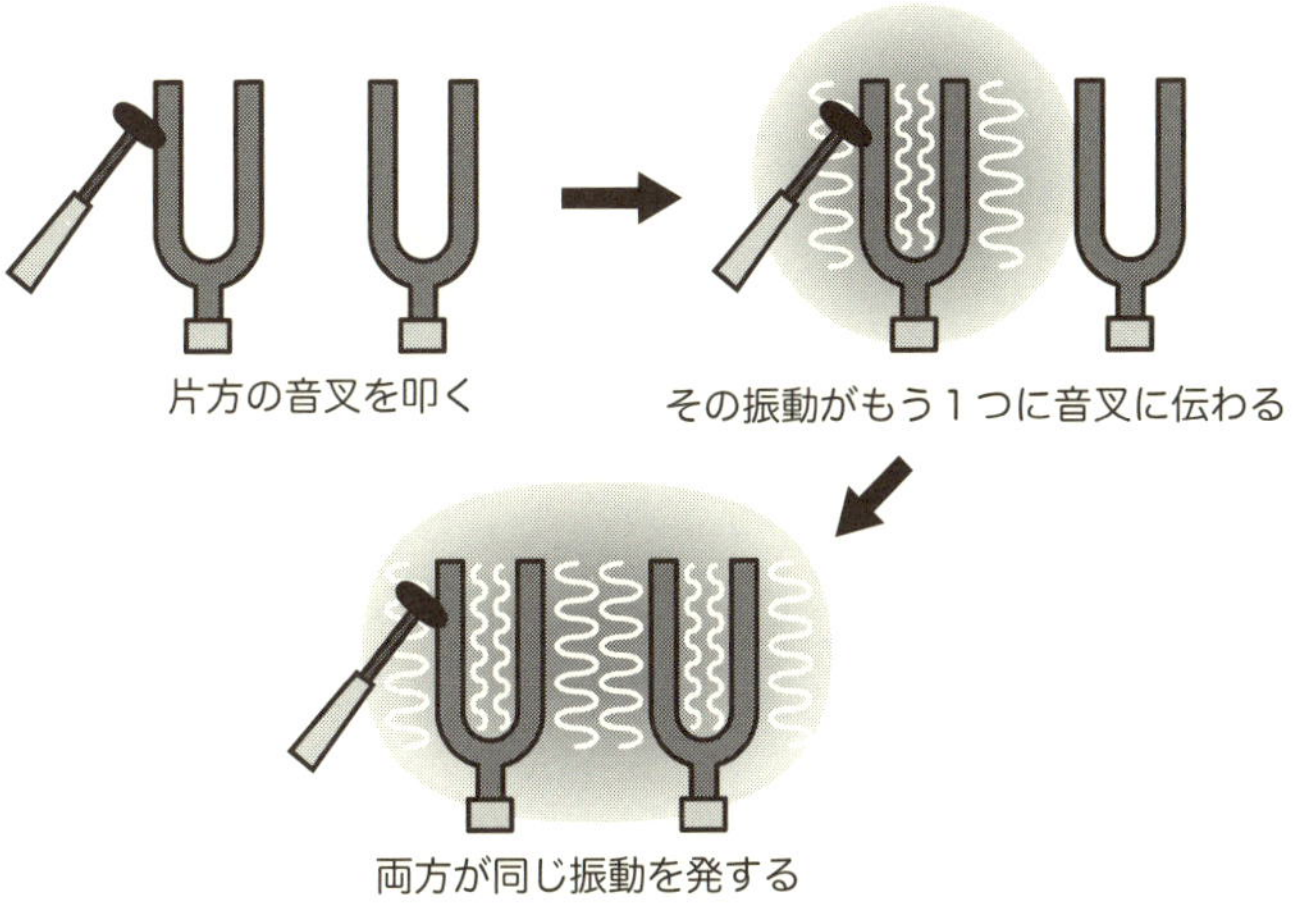
片方の音叉を叩く
その振動がもう１つに音叉に伝わる
両方が同じ振動を発する

理科で音叉の共鳴実験をした記憶があるでしょうか。2つの同じ周波数を持つ音叉を用意し、片方を鳴らすと、その振動が空気中を伝わり、もう一方の音叉も振動させて音を出します。また、同時に両方の音叉を鳴らすと、2つの波が重なり合って強い共鳴が起こり大きな音に変化します。

もう1つ例をあげましょう。

人が乗ったブランコを押すときのことを思い出してください。やみくもに押すだけではブランコの揺れ幅は大きくなりませんが、ブランコが前に移動するタイミングにリズムを合わせて押してあげると、徐々にブランコの揺れは大きくなります。これは、ブランコの振動と同じ振動を加えることで、揺れ幅が大きくなっていく共鳴作用のなせる業です。同じ周波数を持つもの同士であれば、片方が振動していなくても「同じ振動」にさせる働きがありますし、パワーを増幅させることもできるわけです。

この物理的作用を利用して、細胞を正しく振動させる波動を体に伝えるのが波動療法になります。

「振動のパワーを増幅させる」と言いましたが、「周波数の数字を上げるということか？」と疑問を抱いた人もいるかもしれません。ここが、波動療法を説明する上で難解な点なの

図表8　ブランコの共鳴作用

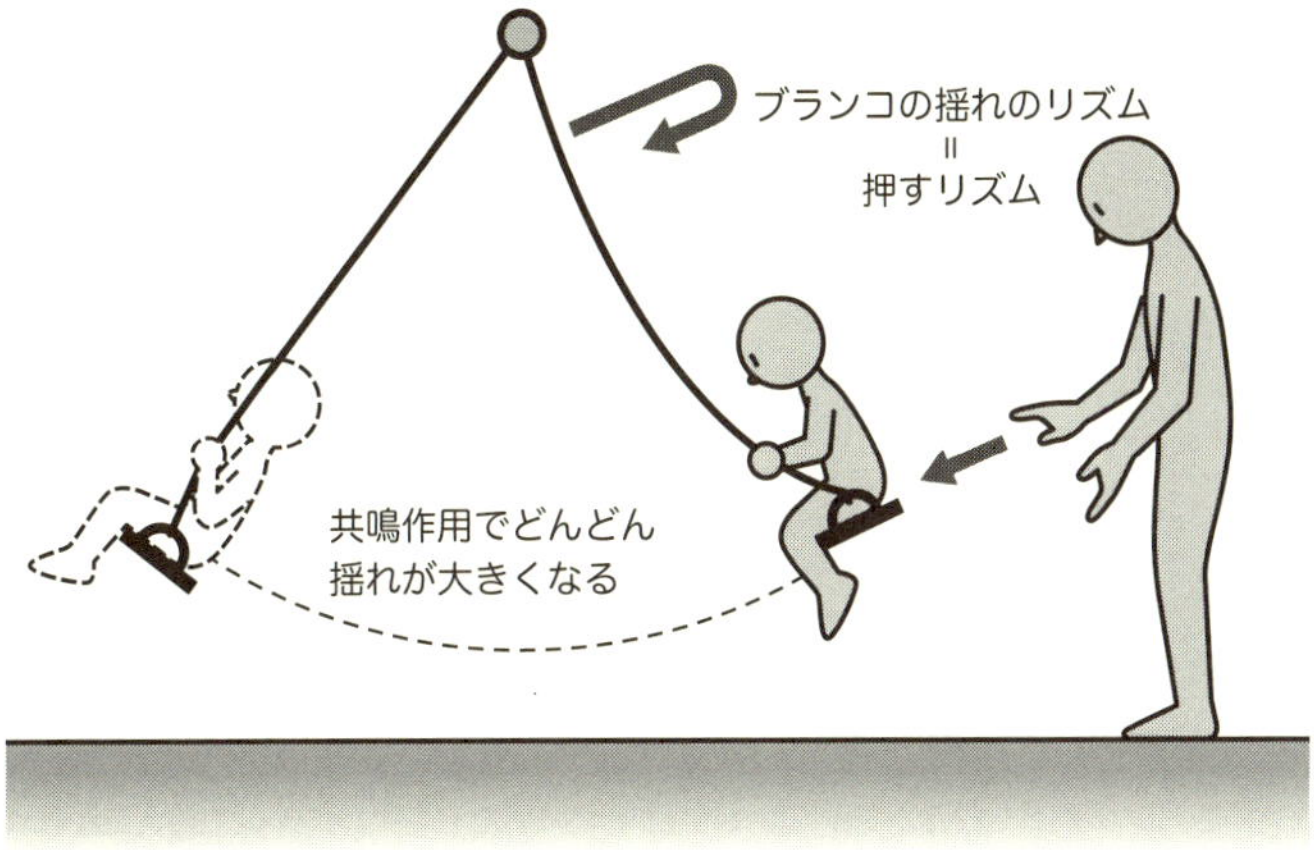

ブランコの揺れのリズム
=
押すリズム
共鳴作用でどんどん
揺れが大きくなる

ですが、周波数には基本数値があり、その数値を元に10倍した周波数、そのまた10倍、さらに10倍というように、数値の10倍の周波数には共鳴する性質を持っています。音の世界では「ドレミファソラシド」と1オクターブ上がると、周波数が倍になることがわかっていますが、波動療法では10倍でエネルギーが1段階上がると考えてもらえればよいでしょう。

例えば、胃がんの原因にもなる「ピロリ菌」の基本周波数は「75・31」です。ですから、ピロリ菌と共鳴する周波数は、75・31キロヘルツ、753・1キロヘルツ、7531キロヘルツというように10倍にした値すべてとなります。

この値は、大きい単位になるほど体調が良く、小さい単位になるほど体調に悪い影響を与えていることを示しています。胃の周辺の周波数を調べたときに、75・31キロヘルツが検知された場合は、ピロリ菌が体内で猛威を振るい、胃の細胞が弱っている状態ですが、753・1キロヘルツであれば、ピロリ菌の数は少なく、治療を開始すれば素早く退治できる段階と判断できるのです。

つまり、周波数の基本数値は、そのものが持つ固有のものであって、その数字には良いも悪いもありません。問題になるのは、基本数値がどの段階にあるかなのです。「藤田式波動療法」では、この段階を表す言葉として「周波数のレベル」という表現を使っています。

病気の進行状態は、各臓器の波動レベルで判断できる

先ほど、ピロリ菌の周波数の話をしましたが、体内にどのような病気が隠れているか見つける際は、菌やウイルスの周波数を体に流し、共鳴するかどうかを調べますが、どの部位で病的な波動が発生しているかを調べるのも有効な手段になります。

図表9　各臓器の基本周波数

臓器	周波数
胃	70.00
心臓	40.00
肝臓	56.00
腎臓	54.00
膵臓	26.00　52.0
子宮	88.00
前立腺	19.50
胸腺	69.00　79.00
大腸	61.00
神経	25.00

出典：『ドイツ振動医学が生んだ新しい波動健康法』現代書林刊

体の各部位ごとに、周波数の基本数値がわかっており、その一覧が図表9（P81参照）です。心臓の細胞が異常な振動を起こしているときには、周波数の基本数値は「40」で異常が指摘されます。さらに周波数のレベルを調べると、病気がどれくらい悪くなっているかがわかります。

400キロヘルツや4000キロヘルツという高いレベルであれば、自覚症状はほとんどなく、西洋医学の検査をしても心臓疾患を指摘されることは少ないでしょう。しかし、40キロヘルツというレベルが計測された場合には、心臓の状態はかなり悪くなっています。基本的にはどんな病気でも、100キロヘルツ以下のレベルになると、西洋医学でも診断がつくほど病気が進行していると判断できます。

さまざまな周波数がプログラミングされた「バイオレゾナンス実践機」

波動の測定と治療には、「バイオレゾナンス実践機」と呼ばれる機器を使用します。この機器はドイツのエンジニア、パウル・シュミット氏が考案した理論からつくられたものです。シュミット氏は地中から放射される波動が病気や体の不調と関係することに気づき、波動が医療の役に立つと考えました。その理論に賛同した医師などの協力を得て、波動療法の機器を完成させたのです。

彼は、多くの物質、動物、植物、元素や病気に至るまで、さまざまな物と事象について周波数を測定し、1から100までの数値でそれぞれの固有周波数を示せるようにしました。

その後もドイツのメーカーでは周波数の確認作業は続けられました。病気の人、けがをした人、治療中の人など、さまざまな体調の人の波動データを集めて、医療に利用できる周波数を発見していったのです。現在確認されている周波数の数は膨大で、具体的な病気の状態だけでなく、薬やアレルゲン、細菌やウイルスなど、医療に必要と思われる多様な物事や事象の周波数が確定されています。バイオレゾナンス実践機にはそれらの周波数がプログラミングされていますから、術者が必要な周波数を選択すれば、その波動がバイオレゾナンス実践機から発せられるという仕組みです。

体の波動を計測する際にもバイオレゾナンス実践機は役に立ちます。バイオレゾナンス実践機とつながれたベッドや椅子に患者さんに休んでもらい、バイオレゾナンス実践機から発せられる波動と共鳴するかどうかをチェックすればよいのです。

レントゲンのように被曝の心配はありませんし、体を傷つけて体内の細胞を取り出す必要もありません。痛くもかゆくもなく、リラックスしているだけで検査ができてしまいます。

波動を素早く、的確に検査できる「ロッド」

バイオレゾナンス実践機を使った検査は、ロッドで判定します。プログラムされた正確な周波数を発生させ、その周波数と体の周波数の共鳴を見るものなので、検査としての信頼度は抜群です。ただ、バイオレゾナンス実践機で確認できる病気は膨大で、その1つひとつの病気の波動と、患者さんの体が発する波動が共鳴するかどうかチェックしていくと大変時間がかかります。

そこで、私のクリニックではバイオレゾナンス実践機のプログラムは使わずに、「ロッド」による検査を行っています。

ロッドはスクリュー状の先端が波動をキャッチするアンテナになっています。昔から、井戸を掘る際の水脈や、鉱脈で金属を探し当てるときに、L字型やY字型の棒、振り子などが使われ「ダウジング」と呼ばれていますが、あれも波動を利用した探索の仕方で、基本理論はロッドと同じです。

ロッドは波動が共鳴すると直線的に動きます。また、体にとって良いものであれば、クルクルと回転し、体に悪い波動をキャッチした場合には縦に直線的に揺れます。

ロッドを使えば、患者さんの全身状態から、体のどこで細胞が異常振動を起こしているのか、どんな病気にかかっているのかを即座に判断できます。また、患者さんの体にとって、必要な食べ物や飲み物、サプリメントを鑑別することも可能です。

基本的には術者が手にロッドを持ち、先端がどう揺れるかを見るだけですから、誰にでもロッドを使うことはできます。しかし、鍛錬を積まないと、ロッドの揺れが小さく、正確に判定することが難しいので注意が必要です。

私が最初にロッドを使い始めたときには、ほとんど先端が動いてくれず、ずいぶん苦労をしました。ロッドと同様の波動の鑑別方法で、指を使った「パワーテスト」という手法があるのですが、その研修に何十回と通い、クリニックでは看護師に手伝ってもらいながら練習を続け、ようやく、波動を正確にキャッチする検査ができるようになりました。

私の患者さんのなかには、ご自身でロッドの機器を購入し、レッスンを続けている人もいます。自分で検査ができると、食べてよいもの悪いもの、身に着けてよいもの悪いものが、その場で判別できるようになりますから、とても良いことだと思います。

ただし、知っておいていただきたいのは、バイオレゾナンス実践機もロッドも医療機器ではないという点です。世界で多くの医師が利用し、たくさんの患者さんがその恩恵を受けているにもかかわらず、日本では公的に認められていないというのは残念でなりません。

治療の流れ①　生体エネルギーを調べる検査

最初の診察では、まず全身のエネルギーを調べます。

患者さんには胸の前で両手のひらを合わせてもらい、そこからゆっくりと手のひらを離し、左右の手のひらの間隔が15㎝くらいのところで止めてもらいます。ここで私が手に持ったロッドの先端を患者さんの両手の間にかざします。この時点では、ロッドは水平に大きく振れます。

両手の間には、その人の生体エネルギーと同等の波動が発生しています。ですから生体エネルギーの強い人ほど揺れは大きく、エネルギーの弱い人は揺れが小さくなる傾向にあります。

この状態から、患者さんには少しずつ両手を遠ざけてもらいます。すると、あるところでロッドの揺れがピタリと止まる場所があります。そこが左右の手から発せられている波

図表10　生体エネルギーの調べ方

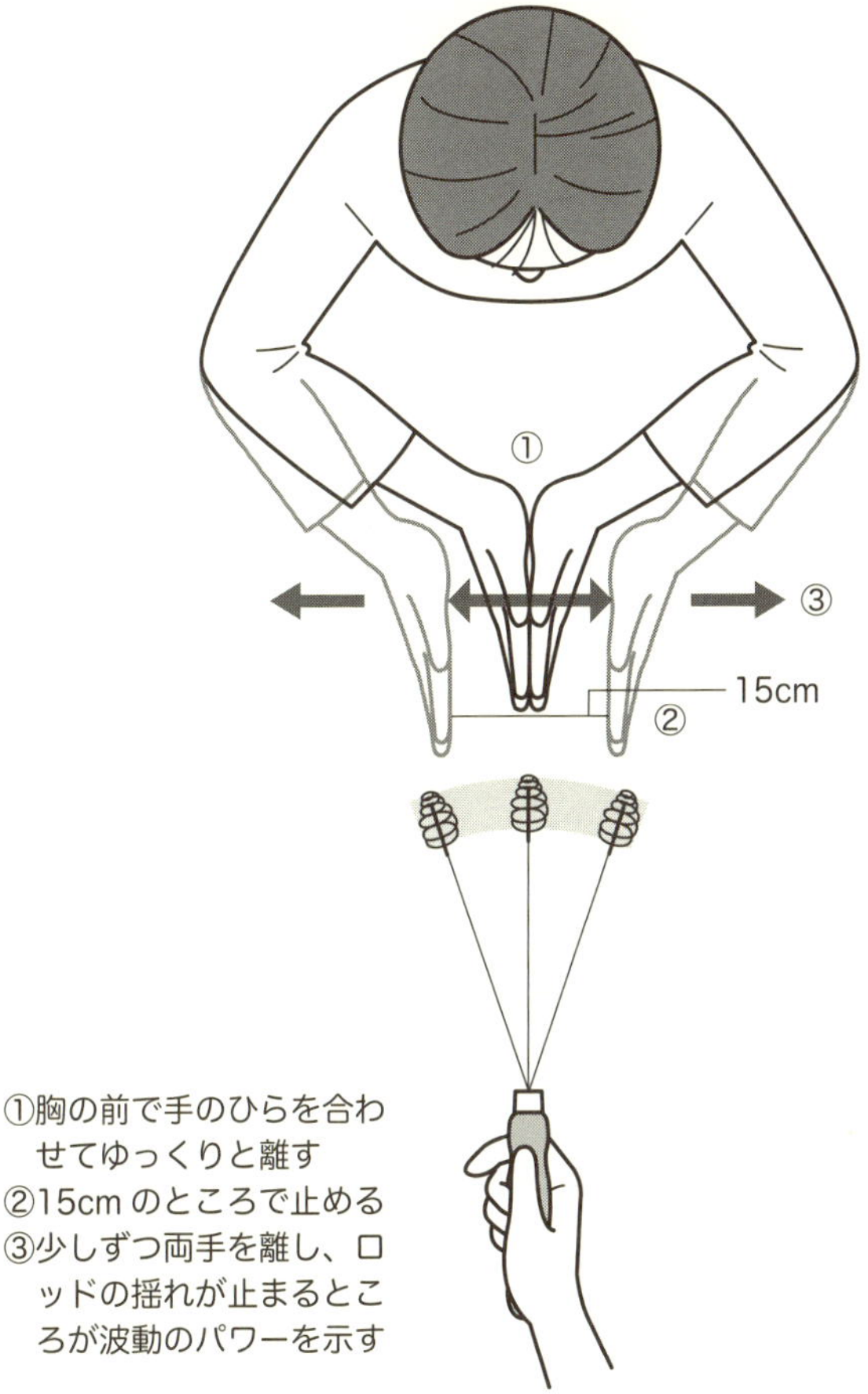
①
③
15cm
②
①胸の前で手のひらを合わせてゆっくりと離す
②15cm のところで止める
③少しずつ両手を離し、ロッドの揺れが止まるところが波動のパワーを示す

出典：『ドイツ振動医学が生んだ新しい波動健康法』現代書林

動が、共鳴しなくなった場所、つまりその人の波動のパワーを示しているのです。

何十センチ広げたところで止まるかは人それぞれなので、人と距離を比較してもあまり意味がありません。それよりは、同じ患者さんが治療を通して生体エネルギーが変化していくことを確認するために、数週間に1度この検査をして、患者さん本人にエネルギーの強さを実感してもらうようにしています。

治療の流れ② 命の期限を示すテロメアの値を測定する

●命の回数券、テロメアががんの進行度を教えてくれる

最初に検査するのは「テロメア」の数値の測定です。テロメアは細胞の寿命を示すものです。

皆さんもご存じの通り、私たちの体内の細胞の中には23対の「染色体」があります。細胞が分裂するときには、最初に染色体を複製し、古いものと同じものをつくりますが、分

裂するたびに染色体の末端が短くなっていくことがわかっています。

この末端部分を「テロメア」と呼びます。

テロメアには遺伝子情報が記されていないため、短くなっても細胞分裂は可能ですが、テロメアが短くなると細胞は老化していきます。皮膚の細胞のテロメアが短くなれば、潤いを保てなくなりハリを失います。筋肉の細胞であれば伸縮力が弱り、頭皮の細胞であれば毛髪の生えるサイクルに異常が出て抜け毛や薄毛に悩むようになります。

つまり、年齢を重ねてテロメアが短くなると、私たちの見た目も機能も老化していくわけです。そして、「もう、これ以上は短くできない」ところまでくると、細胞分裂が停止し、その細胞は働かなくなります。だからこそ、人間は不老不死ではいられないのです。このことを受けて、テロメアを「命の回数券」と呼ぶ人もいます。

テロメアが短くなる原因は、細胞分裂の回数だけでなく、体に悪影響を与えるような生活習慣や食習慣、病気や精神的なストレスもテロメアを短くするといわれています。とくに、がんに罹患すると、正常な細胞のテロメアは急速に短くなっていきます。

ここで1つ疑問がわきます。

がん細胞も増殖をしていくのだから、テロメアが短くなり増殖不可能になるのではない

図表11　細胞の寿命を示す「テロメア」

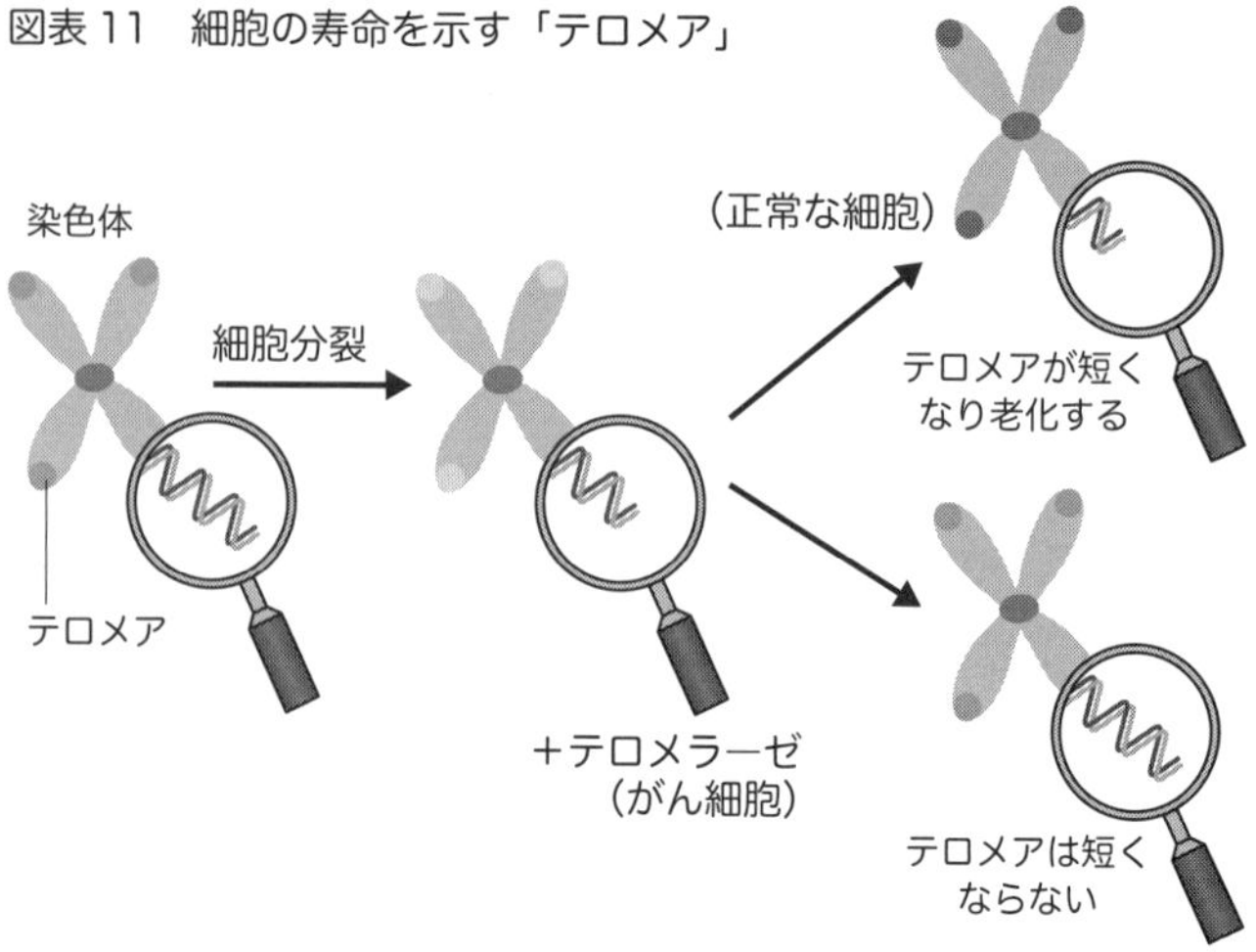

か、という点です。

　ところが残念ながら、がん細胞のうち約8割はテロメアが短くなってもテロメラーゼという酵素の働きによって、すぐにテロメアが修復されることがわかっています。つまり、がん細胞は永久に細胞分裂を続けられる性質を持っていることになります。

　そのために、1度がん細胞が体内にできてしまうと、正常細胞のテロメアはがん細胞の異常な振動を受けて急速に短くなりエネルギーを失っていきますが、それに反してがん細胞は活発に増殖を続け、体の中を支配していくのです。

●テロメアの数値で分析する「がん」の進行状態

波動療法ではテロメアの長さはng（ナノグラム）という単位で表されます。健康な成人であれば、正常な細胞のテロメアの値は８００ng以上がふつうですが、20代のエネルギッシュな人ですと、１０００ngを超えることもあります。一方でテロメアの値が７００ng未満になると、体内にがん細胞が発生している疑いが生じます。

P93図表13は、私のクリニックでテロメアを計測した際の、がんの進行状態の目安についてまとめたものです。

西洋医学の健康診断で発見できるのは良くてもテロメアが５５０ng未満の場合です。それ以上の数値であれば、レントゲンやCTでがんを見つけるのは相当厳しいと思います。最新のPET検査では5㎜のがんまで確認できるといいますが、一般的な健康診断でPET検査まで実施することはないでしょうから、通常は１㎝以上になったがんでなければ発見されにくいのです。

ここでP92図表12を見てください。

図表12　西洋医学でのがんの進行

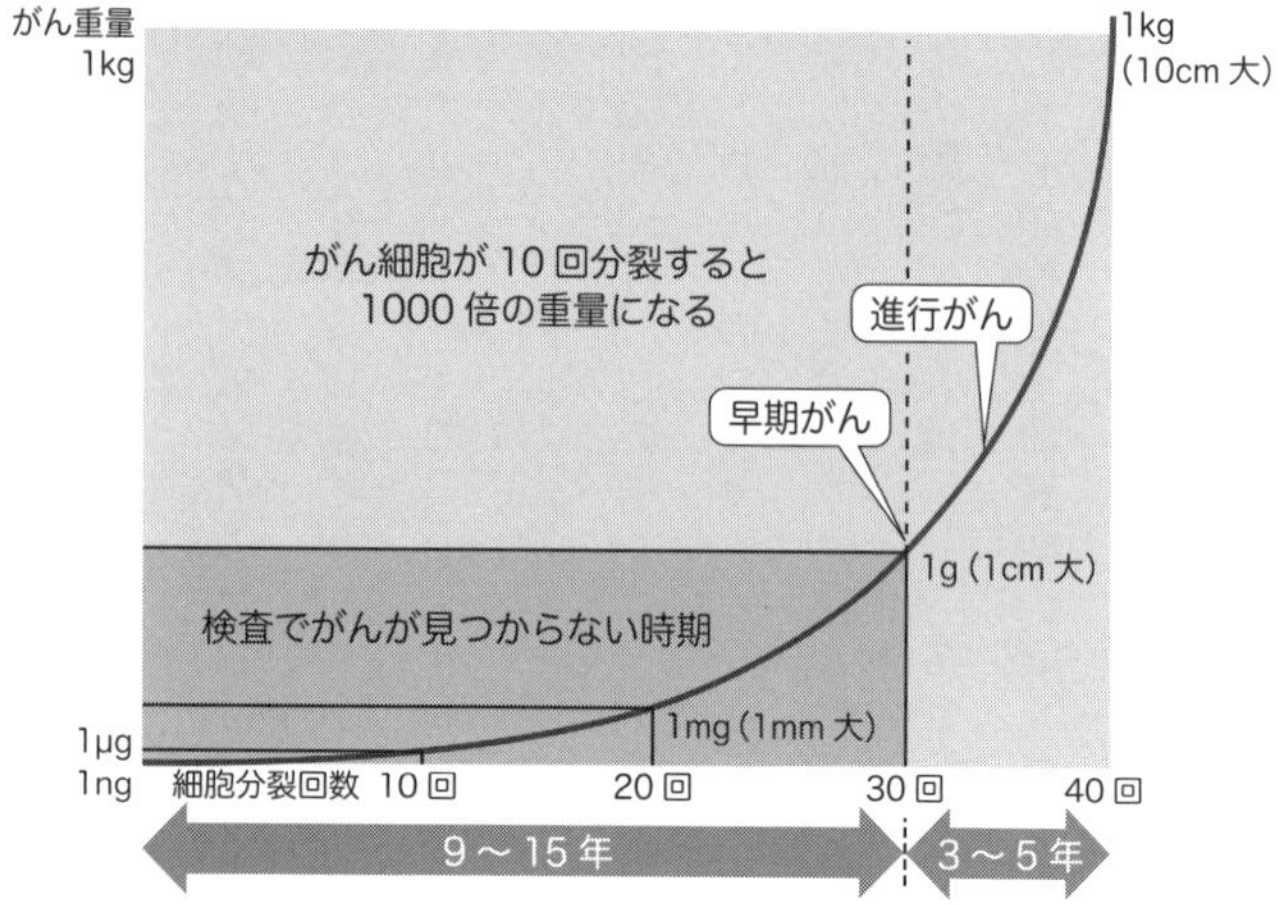

西洋医学で「早期がん」と診断されたがんの多くは、体内にでき始めて9〜15年も経過していることがわかります。第2章でも伝えましたが、がんは1つの細胞の遺伝子が傷つくところから始まります。いくつかの細胞が傷つき、その周囲で異常な波動が発せられるようになると、周りの正常な細胞もその波動を受けて傷つき始めます。この段階はまだ、西洋医学的にはがんと診断される状態ではありません。

この頃に、がん細胞を減らす治療を施せば簡単に治すことができます。しかし、がん細胞がいくつも集まり、大きなかたまりを形成し始めると、がん細胞の増殖スピードは加速し、がんを減らす治療が追い付かなくなって

図表13　テロメアの数値とがんのステージ

テロメア（ng）	ステージ	がんの進行状態
550～600 ～700		超早期がん 遠隔治療だけで治癒が期待できるレベル
500～550	0・1	早期がん 西洋医学的検査で見つかるかもしれないレベル
450～500	1・2	比較的早期のがん・西洋医学的検査で見つかるレベル リンパ節への転移はあっても手術で取り切れるレベル
400～450	3	リンパ節への転移が広がっている 手術後の再発の可能性が高いレベル
300～400	4	すでにがんは遠隔転移している 手術後の再発は免れないレベル
200～300	4	手術できないレベル 余命宣告がなされるレベル
200以下		余命1～2か月 波動療法を持ってしても延命効果しか望めないレベル

＊がんのステージはあくまでも目安です。

しまいます。

西洋医学で「がんが治らない病気」といわれるゆえんはここにあるのですが、波動療法であれば、治せる段階でがんを見つけられる、つまり超早期発見と治療が可能なのです。

●手の中指でテロメアの数値を計測する

テロメアを計測するには、探索棒を使用します。探索棒はペンに似た形をした金属製の容器です。この中には波動を発生させる色彩の布が入っています。

私たちが目で見ている「色」にも波動があり、色によって波の高さや周波数に違いがあります。その波動を利用して、体調や病気の治療を行う「色彩療法」と呼ばれる手法を応用しています。

テロメアの長さに相応する探索棒が用意してあり、患者さんの手の中指から発せられる波動が共鳴する探索棒を見つけていきます。術者は片手で患者さんの手に波動を流し、もう一方の手でロッドを持ちます。探索棒の波動と患者さんの波動が共鳴すると、ロッドの先は直線状に揺れます。この方法で1ng単位まで、テロメアの長さを、わずか1〜2分程度で計測できます。

ただし、このテロメアの検査に関しては、波動療法を続けていると極端に高い値の結果が出てしまうことがあります。このあたりを術者は十分注意する必要があります。治療の効果に左右されないようにテロメアを測定する研究は、今も続けているところです。

ところで、テロメアは細胞分裂のたびに短くなると伝えましたが、治療によって長さを改善することができます。このことは医学界でも話題になっています。

2009年に、テロメアとテロメラーゼ酵素の研究でノーベル医学生理学賞を受賞したエリザベス・ブラックバーン氏は、テロメアを延ばすには、ジョギングやウォーキングなどの軽めの有酸素運動と、野菜、魚、海藻を食べること、十分な睡眠、良好な人間関係が必要だと説いています。

また、ストレスを減らし、ヨガや瞑想などを行う、ゆっくり呼吸をするなど、穏やかな時間を持つことでテロメアの長さが改善できるともいわれています。

つまり、心身に良いことを続ければ、老化や病気で短くなったテロメアを復活させられる可能性があるわけです。

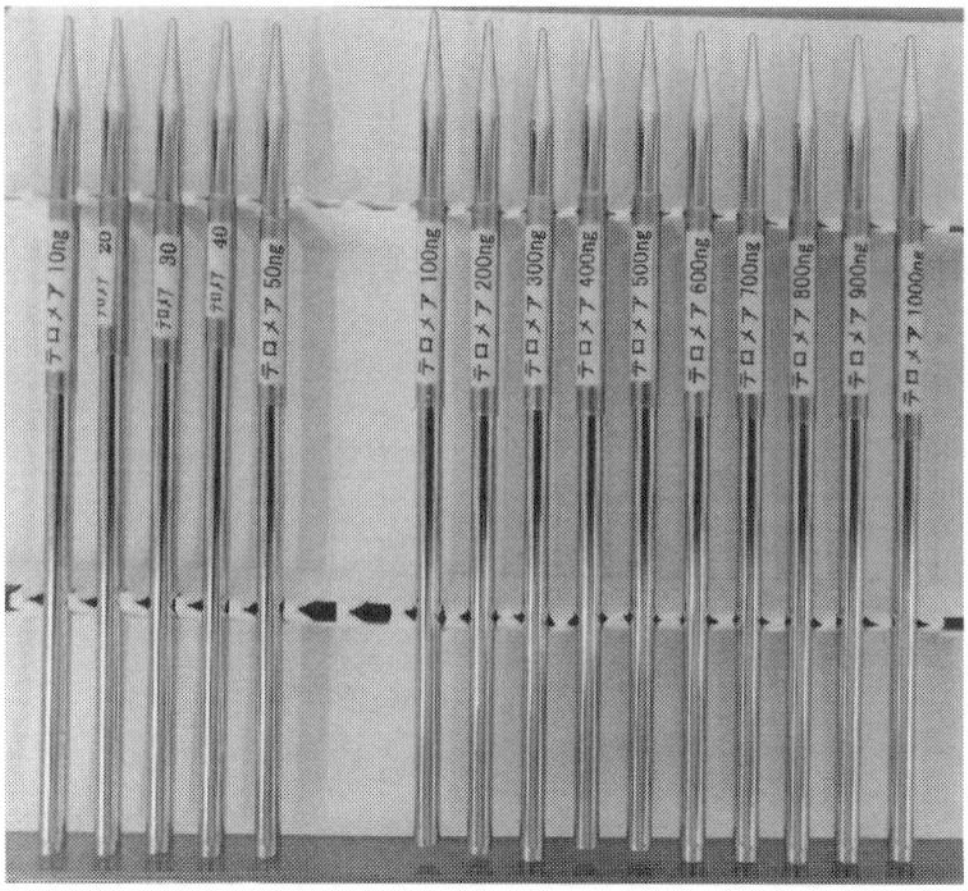

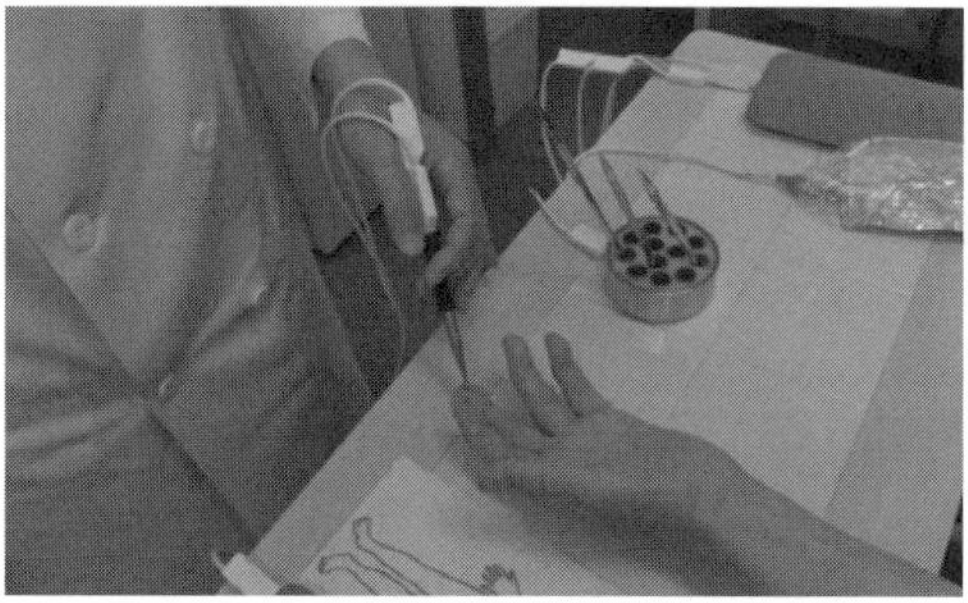

上／テロメアを測定するために使用する探索棒。
下／手の中指から発せられる波動と共鳴する、テロメアの探索棒を探している様子。

治療の流れ③　がんの種類と正確な部位を把握する

いよいよがんの検査に入ります。

がんの有無は、専用の探索棒4種類を使って行います。4種類のうち、1つでもロッドが直線状に揺れた場合には、がんが体内にあることを示しています。テロメアの値が550〜700ngであった場合には、超早期がんの可能性があります。

がんがあると予測できたら、今度は体のどこにがんがあるかを調べていきます。患者さんにロッドを向けると、体調の悪い部分ではロッドの先が縦に直線的に揺れ、がんのない部分ではクルクル回るか、動きが止まります。ただ、これでは、細かくどの部分にがん細胞があるのかはわかりません。

そこで、解剖学で利用するアトラス（図譜）を使って検査を行っていきます。このとき、患者さんにはアルミホイルで覆った板を両手で挟むように持ってもらいます。その板とロッドをつなげて、患者さんの波動をアトラス上で感じながら検査を行います。手のひらからは波動の情報がたくさん出ているからです。

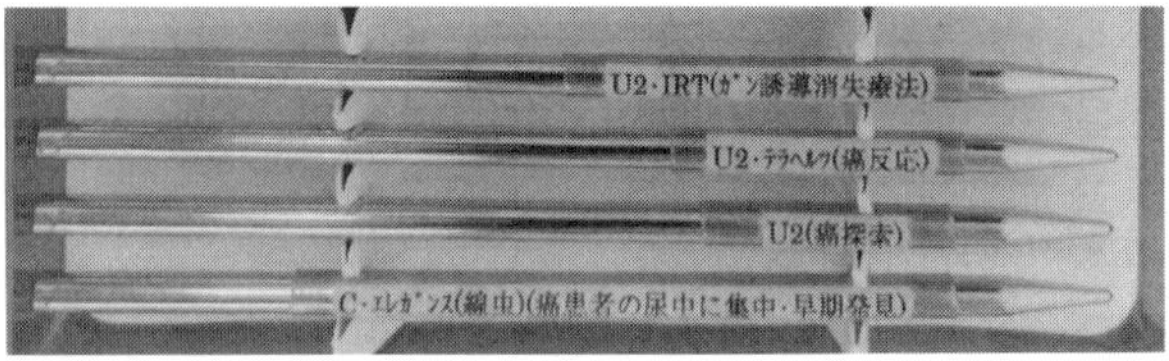

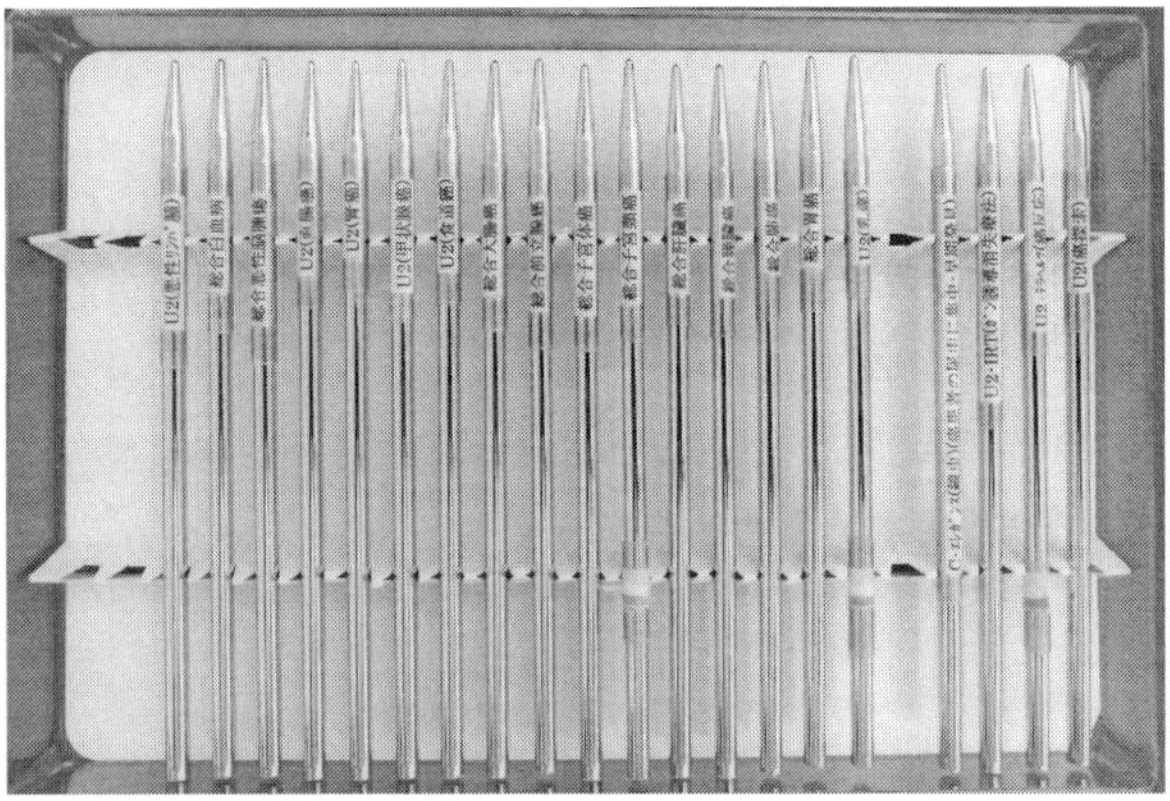

上／超早期がんを発見するための探索棒4種。
下／各種のがんを検査する探索棒。

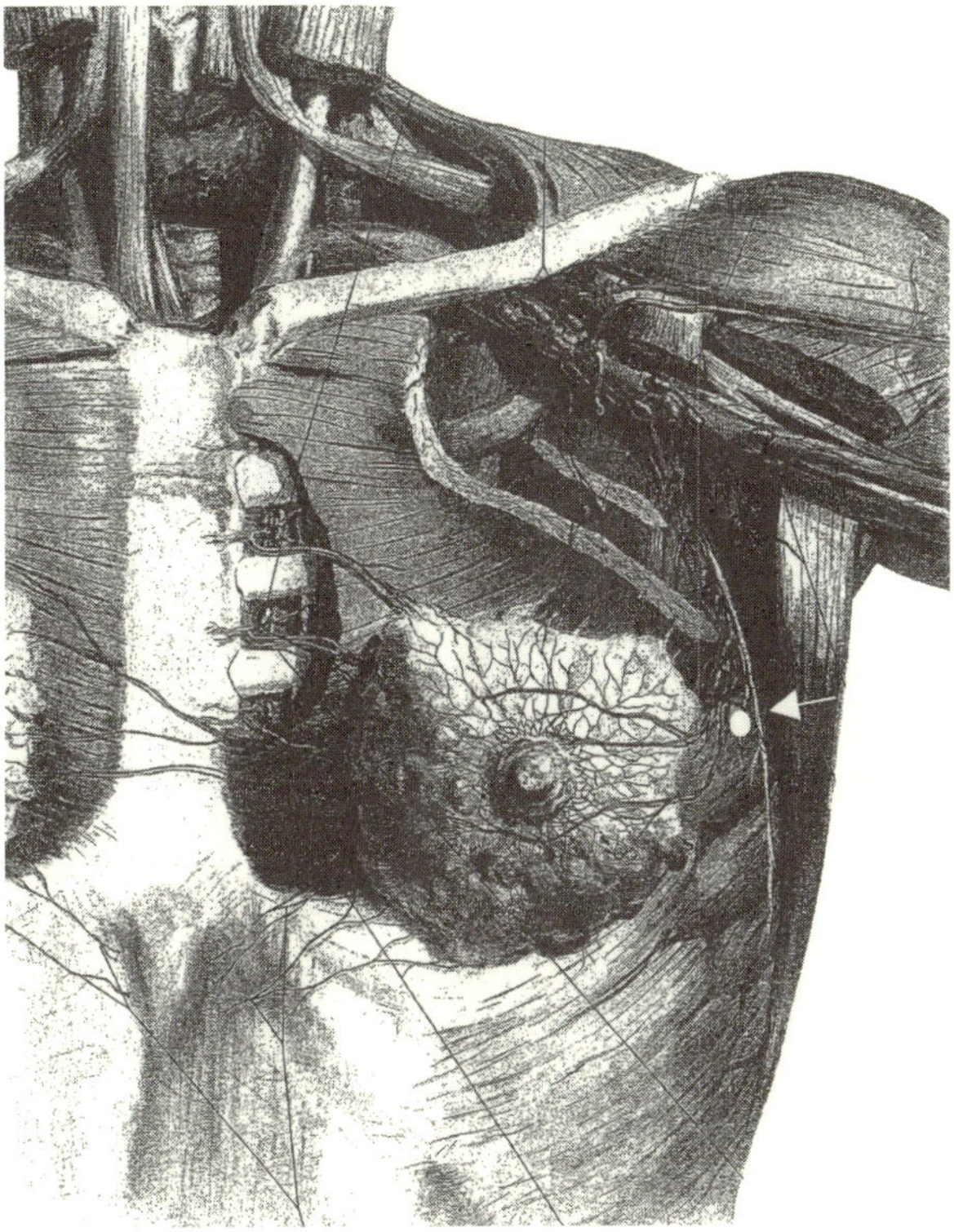

このようなアトラス(図譜)を使い、がんの部位を特定していく。ある患者さんのケースでは、矢印の先にあるリンパ節にがんの反応があった(乳がん術後のリンパ節転移)。

不思議な検査の光景に見えるかもしれませんが、西洋医学の検査でがんがあるといわれた部位では、ほぼ100％ロッドが直線的に揺れます。血管や筋肉などが正確に描かれたアトラスを使いますので、細部の検査も可能です。

当然ですが、西洋医学の検査では見つかっていない、小さな腫瘍や、できたばかりのがん細胞でも反応が見られます。例えば、主治医から「乳がん」と診断されていた患者さんをこの方法で検査したところ、大腸にもがんの反応が見られたことがあります。主治医との次回の診察時に、大腸も心配なので調べてほしいと頼み、後日内視鏡検査をしたところ、初期の大腸がんが見つかったそうです。

この患者さんに限らず、たいていは西洋医学の検査よりも、波動療法の検査のほうが早期に確実な結果をもたらしています。

治療の流れ④　感情の波動をコントロールするバッチレメディ

代替療法を調べたことのある人は、「ホメオパシー」という言葉を1度は目にしているのではないでしょうか。ホメオパシーはドイツ人の医師、ハーネマンが提唱した、「レメディ」と呼ばれる治療薬を使う治療法です。植物や動物、鉱物などを希釈し、砂糖玉に浸み込ませ、材料となる物の波動を薬として使います。副作用がなく、自己治癒力を高めるレメディは欧米では大変人気です。

私のクリニックでは、ホメオパシーの進化バージョンともいうべき、「バッチレメディ」を治療に採用しています。バッチレメディはフラワーエッセンスとも呼ばれ、花や草木の持つ、穏やかで優しい波動を利用した治療法です。開発したのは、細菌学者、免疫学者でもあったイギリス人のバッチ博士です。世界各国の医師、看護師、獣医師がこの治療法を選択しており、欧米では薬局で販売される信頼性の高いものです。

レメディの種類は38種類あり、その人のそのときの体の状態や心のありようによって、必要なレメディは変わってきます。ですから、数週間に1度、必要なレメディを調べる必要があります。

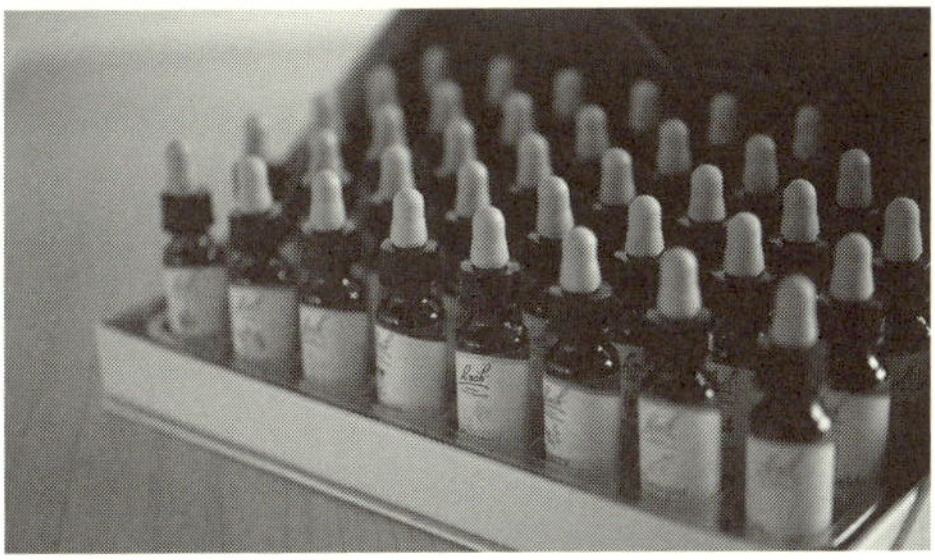

そのときの心身の状況によって、選ぶレメディは変化する。

がんそのものを治癒させる効果こそ大きくはありませんが、心身のバランスを整え、気持ちを明るくさせてくれます。がんの治療には、患者さん本人の「あれをしたい」「これもやりたい」「だから生きたい」という、前向きな気持ちが必要です。がんの根本原因である「交感神経の緊張」の緩和にも効果が期待できます。

波動療法の効果をアップさせるためにも、選ばれたレメディは質の良い水で希釈した後、患者さんに持ち帰っていただき、1日4回、舌下に数滴垂らして飲み込んでもらっています。

治療の流れ⑤　波動療法の効果を最大限に高める「陶板浴」

●低体温は治療にとってマイナスでしかない

一通りの検査を終えたら、診察室とは別の部屋で10分間横になってもらいます。

といっても、寝るのは布団ではなく、「陶板浴」という、38～45℃に温められたタイルが敷かれたベッドです。

「浴」という文字がついていますが、お風呂のように服を脱ぐ必要もありませんし、体が濡れることもありません。じんわりと体の深部から温まりますが、汗が流れ出すようなことはなく、使用するのは部屋のなかでサウナのように息苦しくなる心配もいりません。

陶板浴を行う一番の目的は、平均体温を上げることです。

私たちの体内でがん細胞と闘うのは、白血球中のT細胞とNK細胞であることは第2章でお伝えしました。それらの細胞が活性化するためには、血液がサラサラと流れて、白血球が必要な場所にスムーズに移動できるようになっていなければなりません。

しかし、最近増えている低体温の人は、血流が悪く、免疫機能が働きにくくなる傾向にあります。私の治療経験で言えば、治療効果の高い人は平均体温が36・8～37℃。逆に36℃以下の人は、血流改善からスタートしなければならず、治療が一歩出遅れてしまいます。

そのために、毎回の治療のスタートを陶板浴にしているのです。

陶板浴のタイルには「善玉酵素溶液」という特殊な物質が練り込まれており、1秒間に1兆回も振動する「テラヘルツ波」が発生するようにつくられています。テラヘルツ波は別名「命の光」とも呼ばれており、私たちの体にとって非常に優れた波動をもたらします。

その特徴の1つが、浸透性が高いという点です。暖房機によく使われる遠赤外線は、皮膚から入り皮下脂肪の辺りまでしか振動が届きません。そのため、体の表面は温まっても、内臓は冷えたままの状態が続きます。一方、テラヘルツ波は波長が長く、体の深部にまで浸透しますから、血管や内臓にも波が届き、体内の細胞がくまなく温まり、血流を一気に改善してくれます。がん治療だけでなく、肩こり、腰痛、血圧やホルモンバランスの乱れなど、さまざまな体の不調の改善に力を発揮することが利用者の声からも実証されています。

また、低体温の人は、1日中、交感神経が優位になりやすく、がんに罹患するリスクが高くなる傾向にあります。ですから、陶板浴で体の内部から温めて副交感神経を働かせることは、がんの再発や転移を防ぐ意味でも重要です。

●命の光「テラヘルツ」が、血流改善と抗酸化作用のカギ

テラヘルツ波の細かい振動は、水分を最小化する「ナノ化」現象を起こすことで知られています。そのため、陶板浴を置いた部屋では湿度計が10%以下の数値を示すことがあり

ます。潤っているのに湿度としては計測できないのです。

ナノ化が私たちの体内で起こるとどうなるでしょうか。

体内の60％は水分で占められており、それらがすべて細かく分解されるわけです。当然、血液やリンパ液はサラサラになり、血管に溜まったプラーク（汚れ）などを壊す力にもなります。同時に、波動の吸収と共鳴もしやすくなり、波動療法の効果をアップさせるのです。

さらに、テラヘルツ波は体内にマイナスイオンを発生させるといわれており、体内の酸化を防ぐ有効手段にもなります。がんの治療中は、体内に老廃物や汚れた水分が溜まりやすくなるのですが、その排出を手助けするとともに、老廃物で酸化した体内をマイナスイオンが還元してくれるのです。

私の患者さんの多くは、陶板浴を自宅に置き、毎日利用されています。ただ横になるだけで、体がラクになると皆さんおっしゃいます。

●毎日の陶板浴で、余命4か月の胃がんから生還

実は、陶板浴を制作、販売している石井誠さんは、ご自身がステージ4の胃がんから生

還された体験をお持ちです。

彼は今から12年前の59歳のときの健康診断で、余命4か月の末期がんを宣告されました。手術に挑みましたが、手の施しようがなく閉腹。医師からは抗がん剤治療をすすめられましたが、5年生存率8％と聞き、「自己治癒力でがんを治す」と決断します。

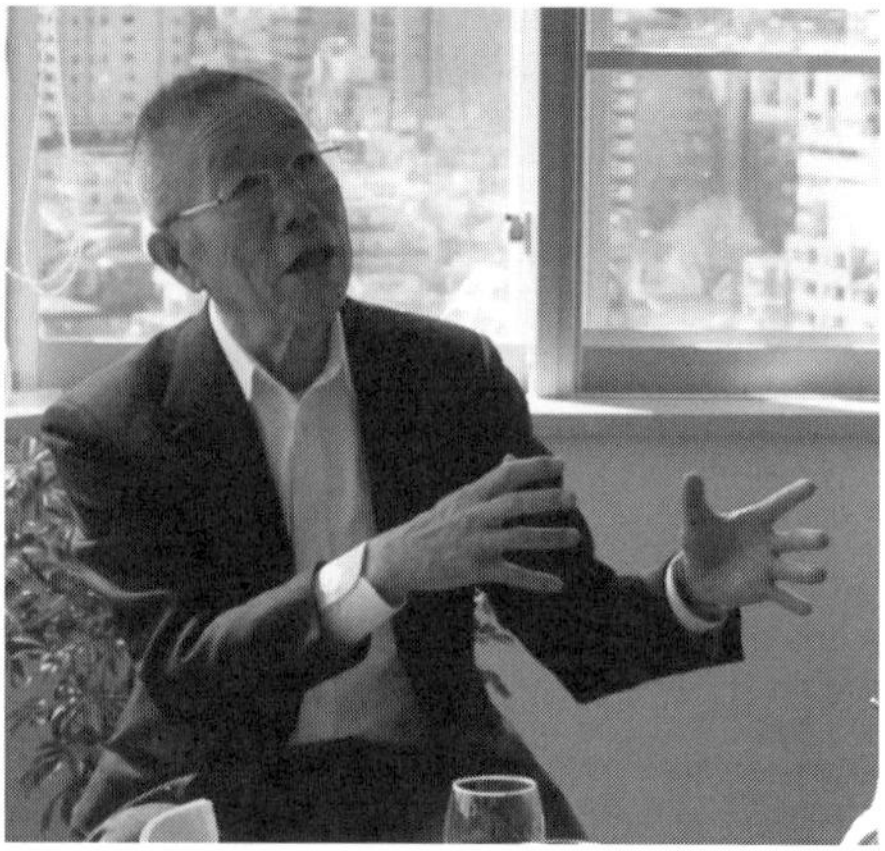

自身のがん治療体験を語る石井誠さん。

がんの代替療法を徹底的に調べ、彼が選択したのが陶板浴でした。開始から50日で平均体温は35・4℃から36・8℃に、白血球の数も正常値になりました。そして6年後の検査では、ついに腫瘍は認められなくなり、現在に至るまで再発の兆候もありません。

彼の話を聞き、私は早速、陶板浴を取り寄せ、波動のチェックをしてみました。まず、自動販売機で購入してきた缶コーヒーをそのままロッドでテストしてみると、大きく縦に振れました。これは、体に良くないことを示します。次に、陶板浴の上に20分間缶コーヒーを置き、もう1度テストをしてみると、クルクル回り始めたのです。テラヘルツ波が缶コーヒーを良い波動に変えた証拠です。

私は患者さんには、1日最低2回は陶板浴を行うのが理想と話しています。

治療の流れ⑥　ハーモナイズ療法

●対症療法では体は良くならない。根本治療はハーモナイズで行う

「藤田式波動療法」の主軸となるのが、バイオレゾナンス実践機を使って波動を体に共鳴させる「ハーモナイズ」です。患者さんはバイオレゾナンス実践機から流れてくる波動を、椅子に座って受け止めるだけです。

それにしても、なぜ、バイオレゾナンス実践機から流れてくる波動だけで病気の治療ができるのでしょうか。そこが、皆さんも一番知りたいポイントだと思います。

まず、ハーモナイズは病気を「治す」治療ではないということを理解してください。また、症状を除去するものでもありません。波動療法の目的は、体内の細胞に正しい振動をさせることで、体内エネルギーの流れを改善し、生命の力を引き出すことです。

私たちの体の中では、神経という電気信号が飛び交い、血液やリンパといった液体が流れています。そして目には見えない波動の波も流れています。もし、体のなかにがん細胞のかたまりがあれば、それらの流れは確実に滞ることになります。そして、悪いものががんのかたまり近くに集まり、他の部分では必要なエネルギーが不足するようになります。たった1個のがん細胞が大きな腫瘍をつくり出すのも、別の場所で転移が起きるのも、流れの停滞が原因なのです。

ハーモナイズはそうした停滞を取り除き、血液、リンパ液、神経の電気信号、そして波動などのすべての流れをスムーズにさせます。そのために、細胞の1つひとつを正しい振動に導く治療を行います。

比較の意味で、西洋医学の治療を考えてみましょう。

西洋医学の治療は、とにもかくにも患者さんの症状の改善からスタートします。対症療法と呼びますが、吐き気があれば吐き気止め、下痢をしていれば下痢止め、熱があれば解熱剤といった具合です。これは、非常に危険な治療です。なぜなら、症状というのは、体が闘うために起きているものだからです。

体内に異物があるから咳やくしゃみが出ますし、吐き気や下痢が起こります。細菌やウイルスを退治するためには、発熱して白血球の働きを活性化させようとします。自らの力で体を治そうとしているのに、わざわざそれをストップさせる治療は、自己治癒力の阻害でしかありません。

体にとって悪いものを閉じ込めた状態で症状が和らいだとしても、根本的な治療ではないことは明白です。そのときは体がラクになったように感じるかもしれませんが、結局、そのときに停滞した流れは、症状が取れてもそのままです。その後に体のケアをしなければ、また同じような症状が現れるのは必至です。「持病」と呼ばれる症状も、根本の悪い流れを修正していないから、繰り返し同じ症状に見舞われるのです。

ハーモナイズでは吐き気や下痢、発熱などを止めるようなことはしません。それが体の自浄作用であれば、患者さんにはしっかりと受け止めてもらいます。その代わり、原因となっている細菌やウイルスを直接叩き、その上で体の免疫機能を上げるように細胞の波動調整を行いますから、患者さんの症状は急速に和らいでいきます。化学的な投薬ではなく

「自分の細胞の力で治す」。それが波動療法の基本だからです。

●効かなくなる抗がん剤と、永続的に効果を発揮するハーモナイズ

西洋医学では、菌やウイルスなど、体にとって敵となる異物に対しては、抗生剤のように、標的を決めて闘いを挑むタイプの薬が選択されます。こうした治療は、標的の数が少ない段階であれば、かなり高い確率で治療効果を認めることができます。インフルエンザやちょっとした感染症が抗生物質で比較的早く治癒することは、皆さんもご存じの通りです。

しかし、感染症も全身に広がってしまえば、抗生剤では対処できず、部分的な壊死の危険や、場合によっては命を落とす可能性もあります。

抗がん剤も同様で、もし、数少ないがん細胞を標的にするのであればおそらく効果は抜群でしょう。しかし、実際に抗がん剤の投与を決断する段階というのは、がん細胞がかなりの数になっているか、手術や放射線治療を終えた後の体力の弱り切った状態です。

ですから、大量のがん細胞を抗がん剤で対処するのは無理があります。第2章でもお伝

えしましたが、出だしこそ効果が見られても、次第にがん細胞は闘い方を学び薬に対する耐性を持ち始めます。そうなれば、その抗がん剤ではがん細胞を減らすことはできなくなります。そうやって何種類かの抗がん剤で治療を続け、使える抗がん剤がなくなれば治療も終了、後はがん細胞の増殖を、指をくわえて見ているしかなくなってしまいます。

また、手術後や放射線治療後に再発や転移を防止するために抗がん剤を使用する際には、全身のエネルギーが極端に落ちていることに留意しなければなりません。手術後や放射線照射後に、私のところへ来院される患者さんは、テロメアが200や300台という人が大変多く驚きます。手術でがんの除去をしても、体中の細胞の周波数レベルが落ちている状態です。そこへがん細胞を死滅させる威力のある抗がん剤を投与すれば、全身状態がさらに悪くなるのは確実です。

数年前、私の治療を受けながら、抗がん剤治療も続けていた肺がんの患者さんがいらっしゃいました。本人は抗がん剤の中止を希望していましたが、ご家族がどうしても決断ができず、数週間サイクルで抗がん剤の投与を続けていました。

ハーモナイズをすると少し体調は回復するのですが、抗がん剤の投与が始まると、途端にテロメアの数値が下がります。抗がん剤のダメージを緩和するためにハーモナイズを行う。その治療は私にとっても、非常につらいものでした。

最終的には私のところへ来院することもままならなくなり、その数か月後に人生の幕を下ろされたとご家族からご報告がありました。もっと強く抗がん剤をやめるように提案できていたらと悔やまれてなりませんが、がん治療の選択は本人とご家族がすべきこと。どうしようもできないのです。

それにしても、こういった事例が1つでも少なくなるように祈るばかりです。

対してハーモナイズは薬ではありませんから、体に耐性ができるようなことはありません。毎日でも治療を受けて構いません。治療を受けるほど、がん細胞の数は減り、正常な細胞のエネルギーは増していきます。

ですから、健康な人がハーモナイズをしても何ら問題はありません。実際、日々の健康を維持するためにハーモナイズ治療を行っている医師や歯科医師は世界中にいます。安心、安全で副作用がない治療なのです。

●重厚感のある波動を、完全オーダーメイドで作成する

　ハーモナイズの治療には痛みもつらさもありませんが、人によっては「体が温かくなる」「体の芯が柔らかくなる感じ」「脳がクリアになる」といった感覚を得ることがあります。波動に対しての感受性は人それぞれですが、波動が感じられなくても効果に変わりはありません。

　それは、患者さんにとって良い波動を選択して使用しているからにほかなりません。バイオレゾナンス実践機で流す波動を適切な周波数にできるかどうか。そこが、この治療の最大のカギとなるのです。

　治療に必要な波動は、患者さん一人ひとり違います。がんができている部位、がん細胞の数、転移や再発の状況、がん以外の病歴と現在の体調など、さまざまな点を考慮して、使用する波動の周波数を決めなければなりません。

　バイオレゾナンス実践機にはがん治療のための周波数もプログラミングされてはいます。医師によっては、そのままの周波数を使う人もいると思いますが、私は患者さんのテロメ

図表 14　オーケストラのように周波数を重ねて共鳴させるハーモナイズ

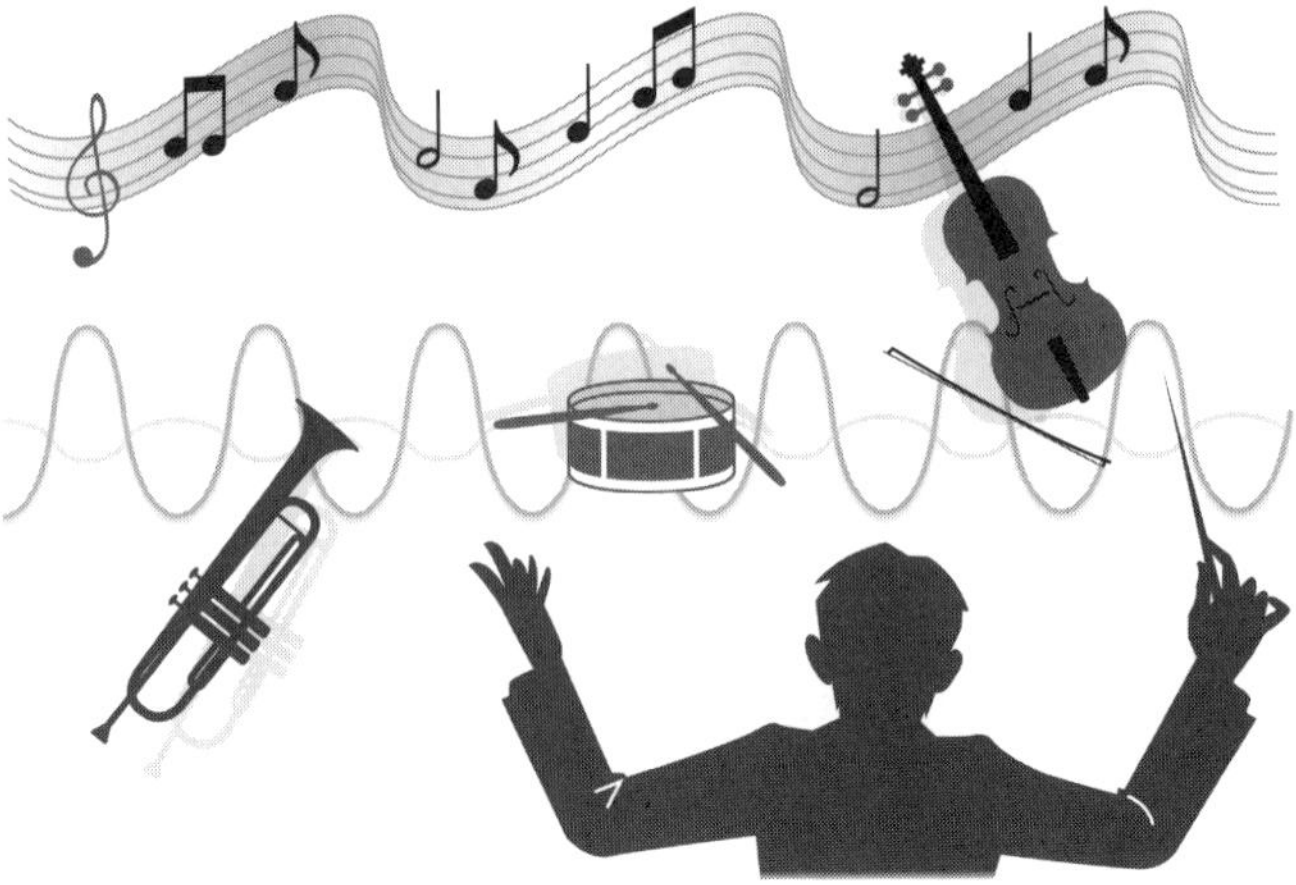

アや生体エネルギー、がんの状態を検査した結果から、ハーモナイズで使う波動は、独自で作成するようにしています。言ってみれば、完全オーダーメイドの治療です。

がん患者さんの体内では、がん細胞の増殖と正常細胞の弱体化という、真逆のエネルギーが働いています。これを1度のハーモナイズで治療するのは、実はたやすいことではありません。

がん細胞に対しては、かたまりとなっている腫瘍の細胞壁を壊し、がん化した細胞が増殖をやめるような波動を与えなければなりません。一方で正常な細胞に対しては、異常な振動を抑えるとともに細胞そのもののエネルギーを高めなければいけません。また、同時

にがん が転移している部位や、再発を起こしている部位があれば、そこに合う波動も必要になります。

そこで、私の治療では、患者さんにとって必要な波動を組み合わせ、きれいな波に組み替えて共鳴させる方法を取っています。

音楽で言えば単音だけの旋律よりも、音の組み合わせを工夫した和音のほうが音に広がりや重みが生じるようなイメージです。もっと言えば、さまざまな楽器が、それぞれの旋律や音色を響かせ、音が重なり合うオーケストラの重厚感は、私たちの心を震わせます。

波動も単一の周波数を流すだけでも体に良い影響を与えますが、オーケストラのように周波数を重ねて共鳴させると、体のいろいろな不具合を調整し、治癒する力も高めてくれるのです。

●進化した「波動増幅チップ」が治療の決め手

とはいえ、どんな波動を重ねても良いかと言えば、それは違います。場合によっては、互いに打ち消し合うとか、不協和音となって、かえってエネルギーを下げてしまうこともあります。ですから重ねることでより良い効果が表れるよう、慎重に波動を組み合わせる必要があります。

そのために、私は「波動増幅チップ」を用意しています。チップの制作方法は、私にしかできない作業なのでお伝えできませんが、名刺大のカードに波動を写し閉じ込めてあります。

患者さんごとに、使用するチップは異なりますし、症状や病気の進行具合によっては、数種類のチップを使用することもあります。

前著では試験管のようなケースに入ったチップを紹介していましたが、あれから2年経ち、チップの様式も変化しました。また、チップに転写されている波動も格段に進歩しています。チップに転写する波動については、次の章で詳しく解説していきます。

治療の流れ⑦　自宅で使う転写水の作成

波動療法では西洋医学の薬は使いませんが、「治療の流れ④」で紹介したバッチレメディに加え、波動を転写した転写水を自宅で飲んでもらっています。

「波動増幅チップ」の波動をミネラルウォーターに転写したものです。ミネラルウォーターは各地から数十種類を取り寄せ、私が波動をチェックし、もっともがん治療にふさわしいものを選んでいます。

これを患者さんに持ち帰っていただき、1日100ccずつ飲んでもらいます。来院できない日に、体内の波動が後戻りするのを防ぐ大切なものです。

プラスアルファの効果を発揮する遠隔治療

私のクリニックはうどんで有名な香川県の高松市にあります。分院はありませんから、治療のためには香川まで来ていただくしかありません。

遠方に住む患者さんには大変な思いをさせていると感じていますが、香川県で治療することには意味があり、ここを離れるつもりはありません。離れられない理由は次の章でお話ししようと思います。

このような立地ですが、日本各地からも患者さんがたくさんいらっしゃっています。

そうした遠方から来院される患者さんのために、現在は「遠隔治療」にも積極的に取り組んでいます。波動は宇宙ともつながっているくらいですから、周波数を間違えずに波動を送れば、地球の裏側であっても正確に転写することが可能です。ただし、直接、体にハーモナイズするのと比べ、治療時間は倍くらいかかってしまいます。

患者さんの生体エネルギーを読み取ったものに対して、「波動増幅チップ」の波動を流すと、患者さんのところへ波動が飛んでいく仕組みです。「まやかし」「信じられない」と思われるかもしれませんが、実際に早期のがんであれば、遠隔治療だけで治療した経験は何度もあります。

また、遠隔での検査も可能です。定期的に通ってくださっている患者さんを、時々遠隔で検査し、「良くなっている」と確認して安堵することもあります。

こうした話は、どうしても「オカルト」や「スピリチュアル」といった言葉で片づけられ、なかなか信用してもらえません。でも、私はそれで良いと思っています。

筋トレをするときにも「腹筋を強くしたい」「二の腕を細くしたい」と、その部位に集中することで効果が上がるといいます。波動療法も同様で、「この治療によってがんが治っていく」と信じ、願う人にだけ、効果が得られればよいのです。

第5章

藤田式波動療法の鍵は「曼荼羅の波動」にある

～空海も治療に利用した曼荼羅のパワーとは～

藤田式波動療法が辿った道

私が独自のがん治療法の確立を目指してから、20年が経とうとしています。

外科医としてがんを切除する毎日を送っていた頃は、言葉は悪いですが「切れば終わり」の繰り返しで、がん治療に対してそれほどの思い入れは持っていませんでした。しかし、「標準治療以外のがん治療」を目指したときからは、毎日が葛藤、そして苦悩の日々となりました。

「打つ手なし」と宣告されて相談にくる患者さん、再発や転移で苦しむ方、そしてそのご家族。この現状を何としても打破したい。その思いだけで、体に負担が少なく、絶大な治療効果が上げられるがん治療を模索していたのです。

がんに関する書物を読み漁り、誰かが新しい手法を発見したと聞けば、遠方でも構わず足を運び、話を聞きました。優れた治療を行う先生方との出会いは、私自身を奮い立たせる刺激になりましたし、そこで学んだパワーテスト、免疫療法、色彩療法、筋整流法、高濃度ビタミンC療法などは、現在の私の治療に必要なステップだったと感謝しています。

しかし、私だから行える治療法にはなかなか辿りつきませんでした。

2010年に「バイオレゾナンス実践機」を導入しました。ドイツでの医療的実績は確かなものでしたし、日本国内でも「自己治癒力」をテーマに研究や治療を続けている医師や歯科医師の多くが使用していることも導入の後押しとなりました。

しかし、ここでもまた、疑心暗鬼を抱えます。

バイオレゾナンス実践機を使った治療を開始した当初は、バイオレゾナンス実践機のなかにある内蔵プログラムと、探索棒にも使用している色彩療法の波動を組み合わせて患者さんに波動を流していました。確かに治療をすると、患者さんの病状は改善するのですが、劇的な治療効果は見られません。とくに、進行した末期がんに対抗するには「決定的な何かが足りない」。そう感じずにはいられませんでした。

現在では、バイオレゾナンス実践機によるハーモナイズで使用する「波動増幅チップ」は、私の治療になくてはならないものですが、そこに行きつくまでは、「もっとできることがあるはず」と、悩み続けていたのです。診察と治療以外の時間のすべてを、「波動増幅チップ」の進化に使ったと言っても過言ではありません。

経験したことのない大きなエネルギーを持つ曼荼羅との出会い

四苦八苦していた私は、波動療法に関する講演会や勉強会に積極的に参加するようになりました。

あるとき、東京で行われた講演会の会場の壁に、3枚の曼荼羅を見つけました。気づかず通り過ぎようとしたとき、何かが私に強く問いかけてくるようなエネルギーを感じ見上げたところに、曼荼羅が飾ってあったのです。

曼荼羅とは、密教の教えとなる経典を表現した図像のことです。如来様、菩薩様、明王様などの仏様が図柄とともに描かれており、もともとはお坊さんが修行をするためにつくられたといわれています。私が見たのは、80㎝四方くらいの布に印刷された曼荼羅でした。

何がどうと説明はできないのですが、とにかく気になり、その場から離れられなくなったのです。何分が過ぎたでしょうか。我に返ると、そこに講演会の主催者が立っていました。

私は思わず「この曼荼羅がほしい」と声を出していました。主催者も波動に詳しい方ですので「先生、そう思われましたか」と微笑み、「ご用意させていただきます」と、壁に貼ってある曼荼羅と同じものを用意してくれたのです。

帰りの新幹線のなかでは、これからミステリーツアーにでも出かけるがごとく、訳もなくソワソワとしていました。曼荼羅を見た瞬間の衝撃が何度も蘇り、「とんでもないことが起こるのでは……」と心臓の鼓動が自分でもわかるほど早くなっていたことを、今でもはっきり覚えています。

香川県出身の私にとって、曼荼羅は珍しいものではありません。唐（現在の中国）から曼荼羅を日本に持ち帰ったのは、香川県出身の空海です。ですから今までにも、たくさんの曼荼羅は目にしてきました。それにもかかわらず、手に入れた曼荼羅からは、何か特別なものを私は感じ取っていたのです。

帰宅後、持ち帰った曼荼羅をすぐにロッドで調べてみました。

3つのうち、1つからは大きなエネルギーを捉えることはできませんでした。しかし、残りの2つからは、今まで検査した何ものとも比較のできない、強い波動が発せられていることが確認できました。

このエネルギーは何なのだろう。

いったい、私はこのエネルギーをどう扱えばよいのだろう。

何日間は曼荼羅を前にロッドを握り、その強い波動に圧倒されるばかりでした。「治療に使える」という漠然とした予測はできたのですが、どう手をつけてよいかわからないほどのエネルギーが曼荼羅からは発せられていたのです。

夢に現れた空海。使命を確信した瞬間

曼荼羅を持ち帰ってから数日後、寝室の東側と西側に、2つの曼荼羅を飾ってみました。曼荼羅の名は、「胎蔵界曼荼羅」と「金剛界曼荼羅」。その間に立ってみると、額の中央あたりがカッと熱くなるほどのエネルギーを感じます。

その夜、私の身に大変有り難く、不思議なことが起こりました。夢のなかに空海が現れたのです。夢だったのか、それとも幻だったのか、リアルに空海が来てくださったのか……。本当のところはわかりませんが、ともかく、私は空海と出会ったのです。

多くの人が空海の周りでお話を聞いています。私もそのなかの一人でした。何を話していたのかはまったく覚えていません。説法が終わると、空海は私が手にした納経帳のよう

なものに何か書いてくださるとおっしゃいます。私が恐縮しながらそっと手渡すと、空海はページをめくるだけで何も書こうとはしません。

しかし、私の手元に戻ってきた納経帳を開くと……すべてのページに色がついていました。文字は筆で書かれ、一部は朱色で書かれています。その内容は覚えていないのですが、あまりのことに私の手は震えていました。

それから、空海は私の手にそっとある物を手渡しました。よく見ると、私がハーモナイズで使用するエネルギー発生装置と、コードの間に取り付けるコネクターでした。驚いて空海の顔を見ると、音声となっては聞こえてきませんが、私の心に空海の言葉が響きました。

「これを使いなさい。力は途切れることなく、永遠に続きます。さぁ、やりなさい。思う通りに」

空海からのメッセージを受け取った後、私は目を覚ましました。

そして意識がはっきりしてきた頃、空海が書いてくださったのは、曼荼羅のエネルギーからつくる「波動増幅チップ」であり、コネクターは無限の宇宙エネルギーを曼荼羅によって得られることを示してくださったのだと、はっきり理解できたのです。

この出来事が、私に自信と使命をもたらしました。

「曼荼羅の強いエネルギーを使い、独自のがん治療を進化させる。そして多くの患者さんを救うのだ」

私はこのとき、そう、決意したのです。

曼荼羅を生んだ「密教」とは何か

ところで、曼荼羅とは何でしょうか。

何となく、図柄は頭に浮かぶけれど、なぜつくられ、どのように使われるものなのかは知らない人も多いのではないでしょうか。

曼荼羅とは、サンスクリット語の「ｍａｎｄａｌａ」の音を、そのまま漢字で表記したものです。「マンダ」は「本質」を、「ラ」は「得る」を表しており、「本質を備えたもの」という意味を持ちます。

仏教のなかでも、「密教」から曼荼羅は誕生しています。まずは、密教とは何か、というところから話を進めていきましょう。

1つお断りをさせてほしいのですが、私は宗教家ではありませんし、仏教を研究している者でもありません。ですから、ここに記すことは私が書籍などで学び、独自に得た知識です。あくまでも、私の目線で語っていることをご理解ください。

仏教は紀元前5世紀頃に古代インドのブッダが説いた教えから始まりました。ブッダは29歳のときに、家族を残し、一人修行の道へ入ります。長期間の断食などの苦行、そして瞑想。修行の末に、ブッタが悟りを開いたのは35歳のときでした。

ブッダの教えは煩悩を捨て去るなど非常に厳しいもので、一般の人にはその教えを守ることは難しく、当時は出家した僧侶だけが悟りを開くことができると考えられていました。ブッダの教えは東南アジアを中心に広まりましたが、世の人々は「僧侶でなければ救われない」という考えには共感できませんでした。そうしたなかで生まれたのが「大乗仏教」です。

大乗仏教は「他力本願」を説いています。「人任せ」という意味には取らないでください。本来の他力本願は、仏に救ってもらうには、自分はどういう言動をすべきかを考えなさいと説いているのです。僧侶でなくても、正しい行いをし、人のためになる生き方をすれば救われるという教えは、庶民の心に響き、大乗仏教は勢力を広げていきます。

　この大乗仏教のなかの一派として生まれたのが「密教」です。文字の意味通り、教えを公にせず、同じ信仰を持つ人のなかで伝承されるものでした。

　日本には仏教そのものは538年（所説あり）に百済から伝わってきたといわれています。聖徳太子の政策によって、広く日本国内でも仏教が知られるようになり、奈良時代には東大寺や国分寺などが次々と建立されていきました。

　しかし、当時の日本仏教は政治的な意味合いが強く、次第に寺院までが政治に口を出すようになっていきました。それを危惧した桓武天皇は仏教への対抗策の一環で、空海と最澄を遣唐使として中国へ向かわせ、密教を学ばせることにしたのです。

　帰国した最澄は比叡山に、空海は高野山に寺を建立し、それぞれ、天台宗と真言宗の開祖となります。さらに、この二人のもとで学んだ弟子たちによって、日蓮宗や曹洞宗、臨済宗などに宗派を分かちながら、密教は国内に普及していきました。ですから、現在、日本で「仏教」として一般的に語られているのは「密教」のことを指しているのです。

　遣唐使から帰国する際、空海は多くの経典とともに、私が強いエネルギーを感じた「胎蔵界曼荼羅」と「金剛界曼荼羅」を唐から持ち帰りました。この2つは合わせて「両界曼茶羅」と呼ばれ、日本で曼荼羅と言えば、基本的にこの2つを指しています。

経典を図式化し瞑想を助ける「両界曼荼羅」の神秘

曼荼羅は密教の思想や世界観を表現したもので、経典に書かれていることを絵図で示したものでもあります。空海が持ち帰った胎蔵界曼荼羅は「大日経《だいにちきょう》」という経典を、金剛界曼荼羅は「金剛頂経《こんごうちょうぎょう》」という経典を表していますが、どちらも密教の根本経典とされています。

胎蔵界曼荼羅は、中央に描かれた「大日如来」の慈悲から、すべての仏様が育まれ、出生することが表現されています。森羅万象、地球上のすべてのものが大日如来から生じていることを意味しています。

金剛界曼荼羅の金剛とはダイヤモンドのことです。大日如来の智慧は、ダイヤモンドのように堅固であり、何ものにも左右されず、屈せず、その智慧が作用すること表します。

次のページの写真を見ていただくとわかる通り、曼荼羅にはたくさんの仏様や神様が描かれています。

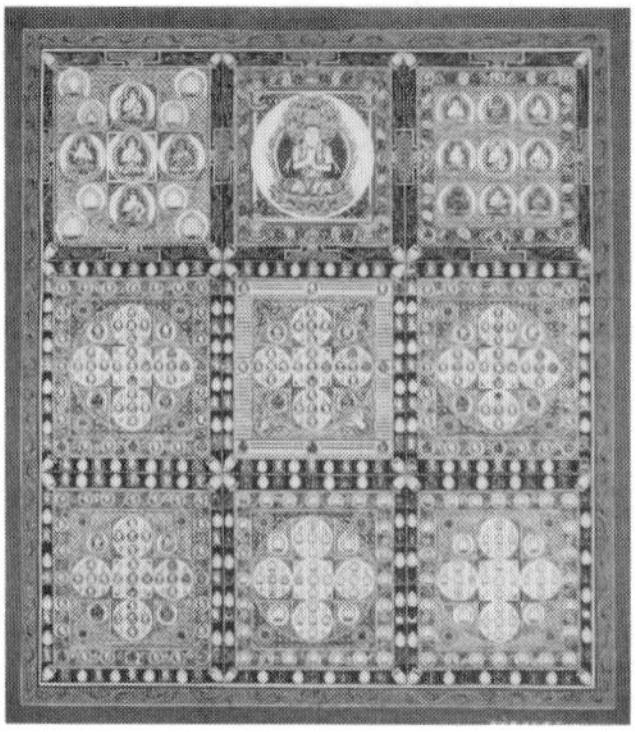

金剛界曼荼羅

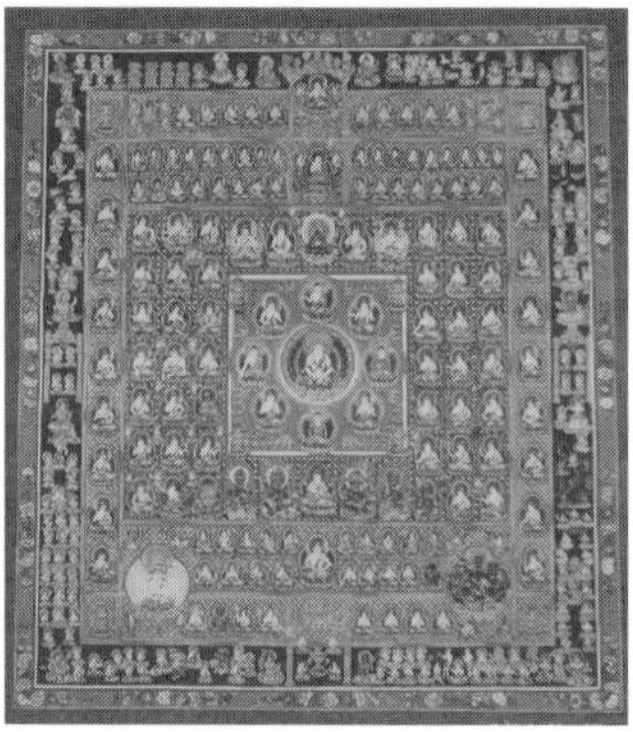

胎蔵界曼荼羅

一体一体名前があり、意味があります。密教の修行をする人たちは、瞑想しながら曼荼羅を見つめ、一体ごとと心を通わせます。

それは、仏様の持つ波動のエネルギーを受け取る作業なのでしょう。そうすることで、仏様の言わんとしていることを言葉ではなく、真理として心に、そして体に浸透させ、修行を進めているのだと思います。

その様子を思い浮かべると、私が「波動増幅チップ」をつくりあげるときと大変よく似ていることに気づきます。

詳しくはもう少し後半でお話ししたいと思います。

遣唐使となった空海は、密教のすべてを持ち帰った

日本へ曼荼羅を持ち帰った空海という人物は優れた能力の持ち主であるとともに、人間的に大変魅力ある人で、現代の日本でも多くのファンがいます。映画や小説の題材にもなっていますから、空海の逸話をご存じの方もいらっしゃると思います。

空海は774年に讃岐国多度郡で誕生しました。現在の香川県善通寺市に当たり、私とは同郷で、深いご縁を感じずにはいられません。

この地に建立されている善通寺は、唐から戻った空海が、御父上の寄進した土地に建てさせたお寺で、京都の東寺、和歌山の高野山とならぶ弘法大師三大霊跡の1つにもなっています。

幼少時から聡明だった空海は、今でいうエリート官僚になるべく高尚な学びの場を与えられて育ちました。しかし、大学寮（当時の官僚育成機関）時代に自らの求めているのは立身出世ではない。今、学ぶべきは仏教であると決断し、大学寮を中退します。仏の道に入った空海は31歳のときに国が認めた正式な僧侶となり、同年、遣唐使の一人として唐へ

渡りました。

当時、大陸への航海は命がけで、空海の乗船した船も嵐に遭い、予定地よりはるか南の福州（現在の福建省）に漂着しました。しかし、この地では遣唐使が来ることを知る者はなく、なかなか上陸が許されません。大使が何度も首都長安へ書簡を送りますが数か月経過しても許可が下りません。そこで、空海が書簡を書いて送ったところ、美しい筆跡と理路整然とした文章が認められ、上陸が叶ったのです。

ようやく目的の長安へたどり着き、空海は中国密教の第7祖、恵果阿闍梨《けいかあじゃり》と対面します。初めて会った空海に対し恵果は「あなたが訪ねてくることはわかっていた。会うことが待ち遠しかった」と言い、空海を自分のもとへ置き、自身が入寂する（僧侶が亡くなること）までの1年弱の間、弟子として自らの持つすべてを授けたのです。

また、恵果は貴重な書物や、経典、法具、そして曼荼羅を空海に授けました。本来、空海の留学は20年間の予定でしたが、約2年で密教だけでなく、土木技術や薬学も学び帰国の途に就きます。

日本へ戻った空海は、高雄山寺（現在の神護寺）に居を構え、真言密教の流布と国の安泰を祈祷し、その後、高野山に修行の場をつくりました。

高野山の地が選ばれた理由には、不思議な逸話が残っています。

空海が唐より帰国する際に、「密教を広めるための場所を教えてほしい」と浜辺から投げた仏具、三鈷杵《さんこしょ》が、紫の雲にのって日本へ飛んで行きました。帰国後、空海が高野近辺を訪れると、狩人から夜な夜な光を放つ松があると知らされます。その松のところへ行ってみると、唐より投げた三鈷杵が引っかかっており、「この地こそ密教を広めるにふさわしい土地である」と決断されたというのです。

その松は、三鈷杵と同じく三葉の松であり、「三鈷の松」としてまつられるようになりました。縁起物として松の葉の落ち葉を持ち帰り、お守りとして大切にする参拝者も多いそうです。

こうした不思議な話がたくさん残っているのは、空海という人物が、人間の力を凌駕する、大きな能力を持っていたことを示しているように思えます。

また、空海は多才であったことも知られています。

唐で培った知識をもとに、建築技術の指導や芸術的な建造物の提案も行っていましたし、文筆家として多くの著書を執筆し、辞書や詩集の作成もしました。また、語学センスが抜群であり、書の達人でもありました。

天皇の治療にも使用された曼荼羅

天皇から絶大な信頼を受けていた空海は、天皇の健康を願う儀式も任されていました。

その様子は以下のように伝えられています。

「五間四面の堂内、東の壁に胎蔵界曼荼羅、西の壁に金剛界曼荼羅がかけられており、一年おきにどちらかが本尊とされた。曼荼羅の前面に、大壇や礼盤といった仏具が置かれた。二つの曼荼羅の中間部には、北壁を背にして五大明王の壇をつくる。中央に不動明王を配し、左わきに降三世明王と金剛夜叉明王、右わきに軍荼利明王と大威徳明王を並べる。右壁の前は、御加持座と香水台と御衣机が置かれる。

この結界内で14人の解法僧（正式の僧）と14人の沙弥（未熟僧）が7日にわたって真言を唱える。最終日に玉体に対する加持が行われる。その秘儀の焦点が加持香水にもとづく灑水《しゃすい》儀礼（香水を注いで人や場所を浄める）にあった」（『空海の企て　密教儀礼と国のかたち』角川学芸出版より一部抜粋）

お堂の東西に曼荼羅をかかげ、曼荼羅の強いエネルギーを浴びる場所に、パワーを持った仏像を適切に配置する。そのなかで、僧侶が仏様の言葉である真言を唱えるわけです。天皇の治療のために最大限のエネルギーを集約し、空海が自分自身を媒体として加持香水に波及させ、天皇にその加持香水を注いで病の気を浄め、健康な心身へと誘っていたのです。

空海の秘法を現代に蘇らせるために、曼荼羅から波動を選択する

私の治療に話を戻しましょう。

空海からのメッセージを受け取った私は、改めて曼荼羅と向き合ってみることにしました。翌日には患者さんの治療が待っています。その患者さんは肺がんと診断されたものの、「腫瘍の位置が太い血管に近く、手術ができない」と主治医に宣告され、泣きながら来院された女性です。

私は心を無にして、がんについて思いを馳せました。このあたりの機序については、私自身も何がどうなっているのか理屈を説明することはできないのですが、そうすることで

私のなかにがんの波動が漠然とした形で蘇ってきました。

そのまま、私は曼荼羅に向かい、一体一体の仏様に対してロッドをかざしていきました。それは、密教の修行僧が曼荼羅に向かい、仏様と対話をし続けることと何ら変わりません。仏様によっては、なかなか反応してくださらないこともありますし、すぐに「このエネルギーはがん治療に必要である」と教えてくださることもあります。

そうやって、2つの曼荼羅に座す、すべての仏様と対話をしていくと、がん治療に必要な仏様が選び出されます。そのときは数十体の仏様が選ばれました。

さて、この選ばれた仏様を治療に使うためにはどうしたらよいのか。そう思ったときに、前述した空海の天皇への祈祷の様子が思い浮かびました。空海は、祈祷に必要な仏様を選び、それをエネルギーが高まるように配置していました。そこに生まれる波動が天皇の治療に必要だったからです。

そこで、私は選ばれた仏様のエネルギーを1つにまとめる方法を思いつきました。その手法については、申し訳ありませんが今のところ公開は差し控えたいと思います。他の人が同じようなやり方をしても、正確にエネルギーをまとめることは簡単ではないからです。

そうして1つにまとめたエネルギーを、「波動増幅チップ」に封じ込め、治療に使うことにしたのです。このチップに「がん治療」と題目をつけ、その名を記しました。

翌日、私は患者さんに「新しい治療になる」ことを了承してもらい、早速「がん治療」の波動を患者さんに流してみました。また、空海が加持香水にエネルギーを転写したように、「がん治療」の波動を転写した水も飲んでもらいました。患者さんは5日間連続で来院され、ハーモナイズと転写水の治療を受けてくださったのですが、翌週、主治医のところで検査をすると「前回の検査時よりも、がんが小さくなっている」と診断されたそうです。

もちろん私のロッドでもがんの反応は少なくなっていましたので、新しい「波動増幅チップ」が功を奏していることはわかっていたのですが、患者さんからの報告に、チップの進化を確信したのです。

オーダーメイドの「波動増幅チップ」の完成で飛躍的に治療効果が上がった

ここから、私のがん治療は着々と進化していくことになります。

「がん」という大きなくくりから、「肺がん」「乳がん」「胃がん」と、個別のがん「波動増幅チップ」をつくり、より適切な波動を患者さんに流せるようにしました。

しかし、まだ何かが足りません。そこで、今度は一人ひとりに合った、オーダーメイドの「波動増幅チップ」が必要なのかもしれないと考えました。思い立つと、いてもたってもいられません。患者さんの体調に合わせた「波動増幅チップ」を作成するべく、寝るのも惜しんで私は曼荼羅と向き合いました。それは、がん治療というイメージで「波動増幅チップ」をつくるよりも、はるかに大変な作業でした。

患者さん一人ひとりの、現状の波動を感じながら仏様を選ぶ作業。体力的にも精神的にも厳しいものでしたが、「患者さんを救いたい」と切なる思いがありましたので、必死に取り組みました。

人によっては何百体という仏様が選ばれることもありましたし、数十体でよい場合もありました。選ばれる仏様の数は、がんの進行状態に比例しているわけではなく、なぜその病になってしまったのか、その人の過去の生活習慣や遺伝、そして受けてきた電磁波などが関連するように思います。

ある患者さんはステージ1の乳がんでした。手術をしてから、波動調整を行えば治癒できると説明しましたが、本人はどうしても手術は受けたくないと言います。波動療法だけでも、ステージ1であれば、それほど時間をかけなくても治癒できると思われましたので早速治療を開始しました。しかし、「乳がんの波動」を使っても、がんはなかなか小さくなってくれません。

そこでオーダーメイドの「波動増幅チップ」を作成することにしました。

驚くことにこの患者さんには膨大な数の仏様が必要でした。なぜ、そんなことになるのか大変不思議でしたが、ひとまず「波動増幅チップ」を完成させ、治療を再開しました。するとみるみるうちに乳がんの反応が消え、さらに生体エネルギーが飛躍的に大きくなりました。テロメアも400台から700近くまで上がったのです。

1か月後に撮影したCTではがんは写らなかったそうです。主治医からは「今は消えていますが、また大きくなるかもしれませんから、放射線と抗がん剤治療を計画しましょう」と提案されたそうですが、その方は主治医の治療を断っています。

なぜ、その患者さんにはたくさんの仏様のエネルギーが必要だったのか、後になってじっくりお話を聞き、腑に落ちることがありました。

実はその人の住まいが、変電所施設のすぐ近くにあったのです。また、携帯電話の基地局も近くにありました。

自宅の電気設備はＩＨクッキングヒーターを使い、寝具として冬は電気毛布を、リビングでは電気カーペットを使用していました。また、スマートフォンは紛失が怖くて、首から下げていたのです。

これだけの電磁波を常に浴びている状態では、波動調整がスムーズにいかなかったのもうなずけますが、曼荼羅の仏様の力を借りれば、最悪の状況も乗り切れたのです。私は治療の進化を確信せずにはいられませんでした。

もちろん、患者さんには電磁波の恐ろしさをお話しし、電磁波をブロックするシールを紹介し、できるだけ電磁波を遠ざける生活のアドバイスをさせてもらいました。

お坊さんが唱えるお経にも通じる「波動増幅チップ」の題目

これで完成かと思われた「波動増幅チップ」ですが、日々の治療のなかで、「もっと効率的に」「さらに治療効果の向上を」という思いは湧いてくるものです。

1つには、治療のエネルギーを高める手法を考えました。意外にも単純な方法で解決できたのですが、要は同じ仏様を二体使えばエネルギーは2倍になるということです。1度完成した「波動増幅チップ」のエネルギーを2つ重ねると2倍に、3つ重ねれば3倍に、4つ重ねれば4倍になるわけです。病状の悪化している人ほど、強いエネルギーが必要なのですが、5倍以上にしても効果は変わりませんでした。

その結果から、同じ「乳がんの波動」にも、4つの段階の「波動増幅チップ」をつくり、患者さんの状態に合わせて使用するようにしました。

オーダーメイドの「波動増幅チップ」だけでいける人と、そこに病名に合わせてつくられた波動も追加したほうが効果の出る人もいます。そのあたりは、それぞれ患者さんの状態によりますので、一概にこれが正しいということはありません。

さらなる進化として、「波動増幅チップ」の命名にもこだわるようになりました。言葉というのは力を持っています。密教のお経にしても、表面的に見れば「言葉」を唱えているだけです。仏事の際に、お坊さんがお経をあげてくださることを「有り難い」と私たちが感じるのは、お経の「文字」や「言葉」そしてお坊さんが読み上げる「音」が、言霊《ことだま》として何らかの作用をもたらしているからにほかなりません。

「波動増幅チップ」につける題目にも、同じような言霊があると私は感じています。同じ波動を封印したチップでも、記載する題目によって効果に差が出ることは、治療経験から確信していたからです。

そこで、さまざまな題目を試してみました。

その結果、2つの言葉が必要であることがわかりました。枕詞的に使用するメインテーマと、その下にくる治療効果をうたうもの、その2つを明示すると、波動が明らかに強くなったのです。

最新の「波動増幅チップ」では、枕詞に「空海の完璧な実現」を使い、下層に「治療エネルギーの最適な供給の奇跡」や「究極の奇跡」などを使っています。治療部位や患者さんの状態によっても使用する題目は変わってきます。題目を試行錯誤していくと、改めて言葉や文字の持つエネルギーに気づかされました。

よく「前向きな言葉を発すると、幸運を引き寄せる」と言われますが、まったくもってその通りです。がん患者さんはふとしたときに、「死」をイメージしがちです。それは避けられないことではありますが、「死」という文字が頭に浮かんだときには、その後で「復活」「奇跡」「躍動」といった言葉をイメージするだけでも、言葉の持つエネルギーによって体の波動がプラスに向かいます。

そんな話を治療のなかでさせてもらうこともあります。

ミクロからマクロへ。見方を変えることでさらに進化

「波動増幅チップ」の進化は今も続いています。

現在の研究のテーマは「治療の方向性」です。

現代の医学は、ミクロの世界へ向かっています。顕微鏡や検査の精度を上げ、ついには遺伝子レベルの治療にとりかかっています。

しかし、曼荼羅を使った「藤田式波動療法」は、反対にマクロの方向へ向かっています。

例えば、「乳がん」の波動があれば、特殊な型の乳がんである「髄様がん」「粘液がん」「管状がん」「腺様嚢胞がん」などの波動をつくったとしても、ロッドで検査すると不要と出ます。

つまり、よりミクロなものに対しては、マクロなもので波動は凌駕できることがわかってきたのです。その顕著な例となる症例が最近ありました。

Bさんは乳がんの患者さんですが、いろいろなものに対して過敏症を持っています。化学物質にも過敏症があると申告されたので、あらかじめ「化学物質過敏症」の「波動増幅チップ」をつくり治療の日を待っていました。

同時期に「関節リウマチ」で治療中のCさんがいました。関節リウマチは膠原病の一種で「自己免疫疾患」に分類されます。自己免疫疾患は自分の細胞を敵と誤認し、自らが攻撃してしまうために起こる病気です。そのため、Cさんには「自己免疫疾患」の「波動増幅チップ」で治療を行っていました。

Bさんが来院された際、ご本人の波動を計測しつつ、必要な「波動増幅チップ」を選んでいくと、まず「乳がん」は必要と判断できました。次にBさんのために用意してあった「化学物質過敏症」の「波動増幅チップ」を試すと、こちらも必要と出ます。

ここで、はたと気づいたのですが、「化学物質過敏症」も自己免疫疾患の1つです。ならば、「自己免疫疾患」の「波動増幅チップ」も必要と判断されるかもしれない。そう思い、ロッドでテストを行うと、Bさんにとって、「自己免疫疾患」のチップは重要度の高いものと判定されました。

では、最終的にどれとどれを組み合わせればよいのか?

改めて検査をすると、「自己免疫疾患」の「波動増幅チップ」があれば、「化学物質過敏症」の「波動増幅チップ」は不要となったのです。

つまり、ミクロよりマクロが勝つことが証明されたのです。

現代医療がミクロの世界へと向かうなか、「藤田式波動療法」はマクロな方向に治療が向かっています。細部より、全体の波動が大切である。当たり前のことではあったのですが、医師というのは、つい細かい部分にこそ意味があると思い込んでしまうようです。

がん以外の治療にも。「階層波動」という考え方

さて、マクロな方向に向かい始めた私の治療は、さらなる試行錯誤が続きました。先ほどのBさんは「乳がん」であり、「自己免疫疾患」も持っている。そのことに引っ掛かりを感じたのです。

冷静に考えてみれば、がんというのは自分の体のなかで、本来攻撃すべきがん細胞を攻撃できないという意味では、「自己免疫疾患」の仲間ではないか……と思えてきました。であるならば、がん患者さんに「自己免疫疾患」の波動は、かなり有効なのではないかと考えられたのです。

そこで、これまでオーダーメイドの「波動増幅チップ」で治療していた患者さんたちに、「自己免疫疾患」のチップを追加してみることにしました。まさかとは思いましたが、試してみた5人中、4人の患者さんで、治療効果のスピードアップが確認できたのです。

このことから、ミクロからマクロへ、「波動増幅チップ」の体系化を構築する研究をスタートさせました。現状、乳がんに対する体系化は図表15（P１４７参照）のようになっ

図表15　乳がんをミクロとした、波動治療の階層

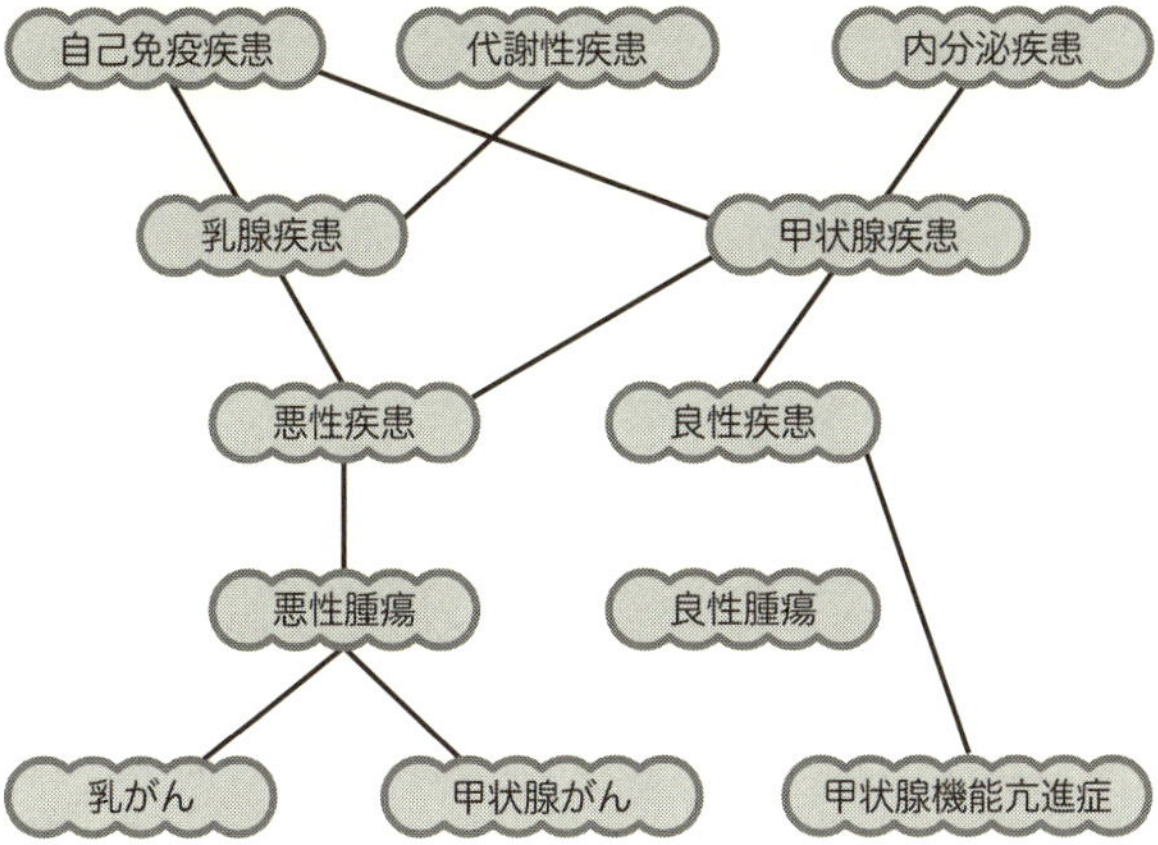

ています。上にいくほどマクロ、下にいくほどミクロになります。これができたことで、がんに限らずさまざまな疾患で来院された患者さんに対して、すぐに即効性の高い治療が実施できるようになってきました。

それぞれの階層の「波動増幅チップ」をつくりあげていけば、私のクリニックでなくても治療が可能になります。バイオレゾナンス実践機を持っている医療機関にチップを提供すればよいのです。もちろん、検査がきちんとできる医師がいることが条件にはなりますが……。

「藤田式波動療法」のがん治療を、より多くの人へ、という私の夢が広がってきました。

喉の違和感、胃腸障害は「迷走神経」の異常が原因だった

波動階層については、ここへ来て、さらに進化が続いています。さまざまな病気や症状にいかに対処するか。それは階層波動をブラッシュアップさせることが最短の道であるわけですが、それを後押しするような患者さんとの出会いがあったのです。

その方は、喉が腫れた感じがして、下を向きにくい。飲み込むときに痛みを感じる。声が出しにくいといった症状で来院されました。ご本人のつらさは相当なもので、ＣＴや内視鏡の検査を受けていましたが、異常なしと診断を受けています。

私が検査をしても、確かにがんの反応はありません。しかし、喉の周辺には異常反応があります。全身を調べていくと、迷走神経の働きに異常があると考えられました。

迷走神経という名は聞き慣れないかもしれませんが、脳にある12対の神経のうちの１つで、脳神経のなかで唯一、腹部にまで達する神経です。知覚、呼吸、運動、体のバランス、血管の収縮、臓器などを支配し、もっとも重要な神経といわれています。その働きは、自律神経の１つである副交感神経が含まれており、迷走神経に異常が出ると、副交感神経が

うまく働かなくなります。

逆に言えば、迷走神経が正しく機能していれば、がんだけでなく、すべての病気の発端となる「交感神経の緊張」を抑えるのと同じような効果が得られるはずです。

ただ、残念なことに迷走神経は目に見える臓器と違い、西洋医学的な検査ではその働きを確認する方法がほとんどありません。迷走神経の異常が病気の根本だとしても、それを見抜くことは大変難しく、多くの場合「精神的なもの」として片づけられてしまいます。

今回、来院された患者さんも、検査をした主治医からは「精神的なものですから、ゆっくり休んでください」と、何も治療を施されずにいました。

私もそれらの医師と同様、これまで迷走神経の異常を調整する治療をしようとは考えてもいませんでした。しかし、この患者さんが迷走神経にアプローチする必要性を教えてくれたのです。

早速、迷走神経疾患に関する、「波動増幅チップ」を作成し、その患者さんの治療を行いました。すると、これまで半年間も苦しんできた症状が、たった1週間の治療で7割近く軽減され、次の1週間で9割まで、次の週には当初の症状のうち97%は取り除くことができたのです。

こうなると、私の治療には拍車がかかります。原因がはっきりせず、治療に苦慮していた患者さんの迷走神経を調べ、新たな「波動増幅チップ」を試してみることにしたのです。

一人は、半年前から少量でも食事をすると腹痛が起こり、内科で胃の内壁を修復する薬と整腸剤をもらっているという患者さん。もう一人は、半年前から腹部膨満とおならの増加に悩んでいる患者さんです。

どちらも胃の内視鏡検査でも原因は認められず、内服薬も効果を発揮していませんでした。ところが、迷走神経治療の「波動増幅チップ」を試してみると、明らかな変化がすぐに表れ、お二人とも1か月後には胃腸の調子が回復し、食べ物が美味しくなったとおっしゃっています。

迷走神経は喉や腹部の働きと密接に関係していますから、原因不明の嚥下困難や胃腸障害に悩まれている人の多くが、迷走神経の異常から症状を発している可能性は否めません。中年期以降の胃腸障害を改善する、副作用のない治療として、藤田式波動療法が大きな意味を持つことは間違いないと確信しています。

交感神経系の「波動増幅チップ」が効果を格段にアップさせた

迷走神経の「波動増幅チップ」は「藤田式波動療法」にとって、非常に大きなステップとなりました。

迷走神経と言えば、代表的な副交感神経です。そして、副交感神経と言えば、他方は交感神経です。両方まとめて自律神経と呼ばれています。

迷走神経の治療が効果を表すなら、交感神経の緊張を緩和する「波動増幅チップ」があれば、すべての病気治療に役立つのではないかと、私に考えるきっかけをくれたからです。

交感神経に対するアプローチは神経節ブロックがあり、いろいろな難病に使われています。さらにがんの大きな原因とされているストレス、こちらにも交感神経が大きく関わっています。

がんの根本原因は、交感神経の緊張にあることは明確にわかっていたのに、私自身も「がん」という疾患にばかり目が行き、治療の全体像を把握できていなかったことに改めて気づかされたのです。ここでもまた、現代医療がミクロへと向かうなか、広い視野、マクロの世界へ目を向ける重要性を改めて認識することとなりました。

さらに「交感神経過多」のチップも作成

というわけで、「交感神経疾患」の曼荼羅を作成しました。案の定、がんの患者さん全員に該当します。さらにストレスが交感神経過多の状態を引き起こし、やがてがんの原因となっていきますので、「交感神経疾患」よりも「交感神経過多」の方がより効果が期待できるのではと、こちらも作成してみることにしました。

この新しく作成した交感神経系の曼荼羅の2つを実際に使用してみると、驚くほどの効果が確認できました。

インテグリンはがんの活性を示す指標で、西洋医学の検査で見つかるほど進行している場合にはその数値は800前後となり、その数値が下がるほどがんは良くなっていると判定できます。

超早期の前立腺がんの患者さんと早期の乳がんの患者さんのケースをご紹介しましょう。

超早期の前立腺がんの患者さんは、治療開始時のテロメアは660、インテグリンは49

図表16　階層波動（2019年8月現在）

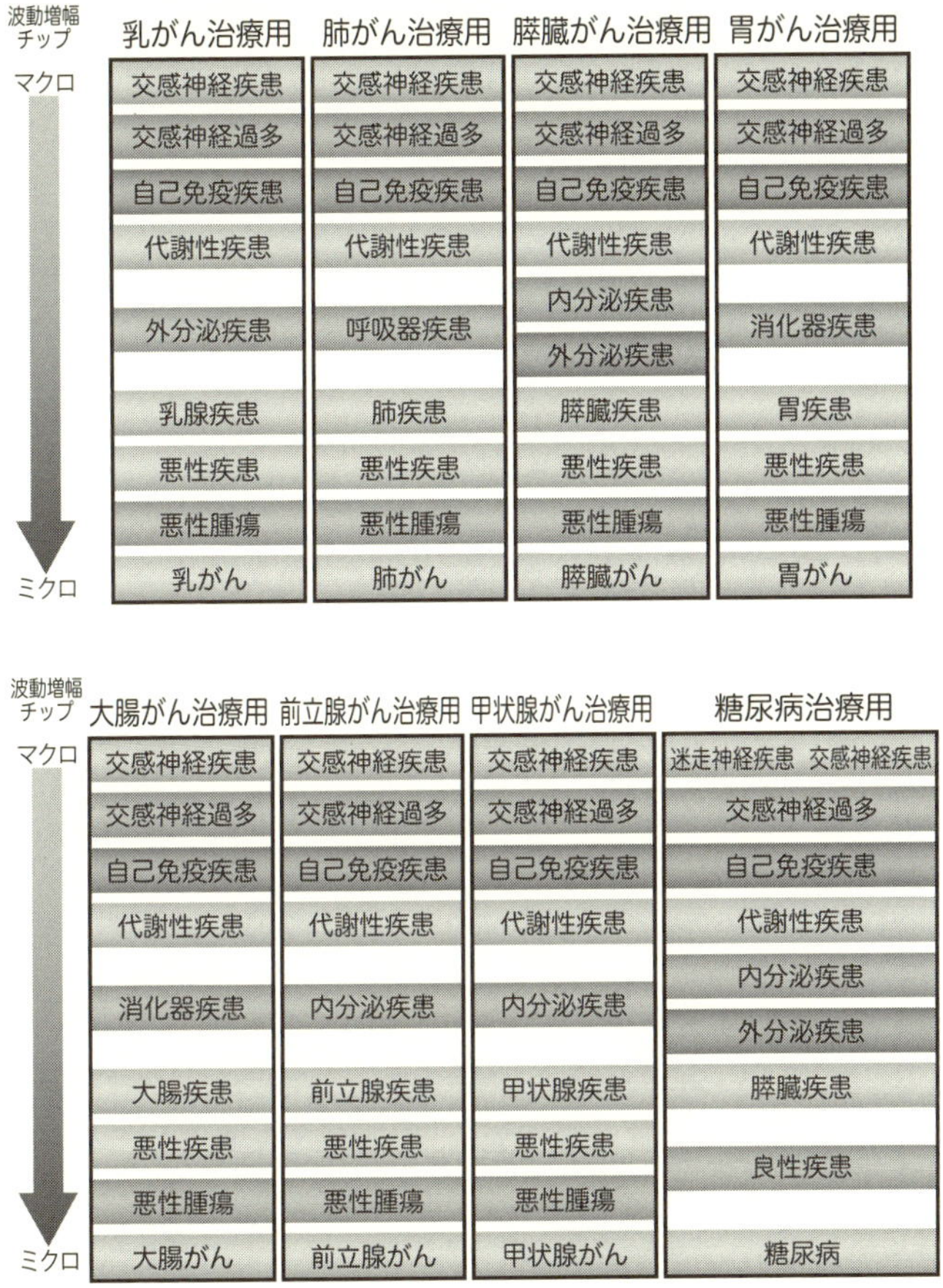

波動増幅チップ	乳がん治療用	肺がん治療用	膵臓がん治療用	胃がん治療用
マクロ ↓ ミクロ	交感神経疾患	交感神経疾患	交感神経疾患	交感神経疾患
	交感神経過多	交感神経過多	交感神経過多	交感神経過多
	自己免疫疾患	自己免疫疾患	自己免疫疾患	自己免疫疾患
	代謝性疾患	代謝性疾患	代謝性疾患	代謝性疾患
			内分泌疾患	
	外分泌疾患	呼吸器疾患	外分泌疾患	消化器疾患
	乳腺疾患	肺疾患	膵臓疾患	胃疾患
	悪性疾患	悪性疾患	悪性疾患	悪性疾患
	悪性腫瘍	悪性腫瘍	悪性腫瘍	悪性腫瘍
	乳がん	肺がん	膵臓がん	胃がん

波動増幅チップ	大腸がん治療用	前立腺がん治療用	甲状腺がん治療用	糖尿病治療用
マクロ ↓ ミクロ	交感神経疾患	交感神経疾患	交感神経疾患	迷走神経疾患　交感神経疾患
	交感神経過多	交感神経過多	交感神経過多	交感神経過多
	自己免疫疾患	自己免疫疾患	自己免疫疾患	自己免疫疾患
	代謝性疾患	代謝性疾患	代謝性疾患	代謝性疾患
				内分泌疾患
	消化器疾患	内分泌疾患	内分泌疾患	外分泌疾患
	大腸疾患	前立腺疾患	甲状腺疾患	膵臓疾患
	悪性疾患	悪性疾患	悪性疾患	
	悪性腫瘍	悪性腫瘍	悪性腫瘍	良性疾患
	大腸がん	前立腺がん	甲状腺がん	糖尿病

＊マクロ⇔ミクロという視点からすると、現在の最上位に位置するのは「交感神経疾患」と「交感神経過多」ということになる。

9でした。西洋医学の検査では見つからないレベルです。この方は交感神経系の曼荼羅が開発される以前の治療です。

一方、早期の乳がんの患者さんはエコー検査で1㎝足らずの乳がんを指摘されています。テロメア474、インテグリン799。従来ですと全治までに3か月必要な状態です。この方は最初から「交感神経疾患」、治療開始1週間後からは「交感神経過多」の曼荼羅を使っています。

図表17のインテグリンの推移を見てみましょう（P155参照）。

超早期の前立腺がんの方は、治療開始29日目に前立腺がんの反応がなくなりました。そしてインテグリンが測定限界まで下がるのには43日も必要でした。57日で治癒宣言。それに比べ、「交感神経系」の曼荼羅を使った早期乳がんの患者さんは、前立腺がんの患者さんよりもはるかに進行している状態にもかかわらず、わずか19日でがんの反応がなくなったのです。インテグリンが測定限界まで下がるのに9日しかかかりませんでした。そして1か月目に治癒宣言となりました。このレベルの早期乳がんは、これまでだと治癒宣言までに約3か月を要していたことを考えると驚異の結果です。

いかに「交感神経系」と「交感神経過多」の2つの曼荼羅の効果がすごいかを実感でき

図表 17　インテグリン推移表

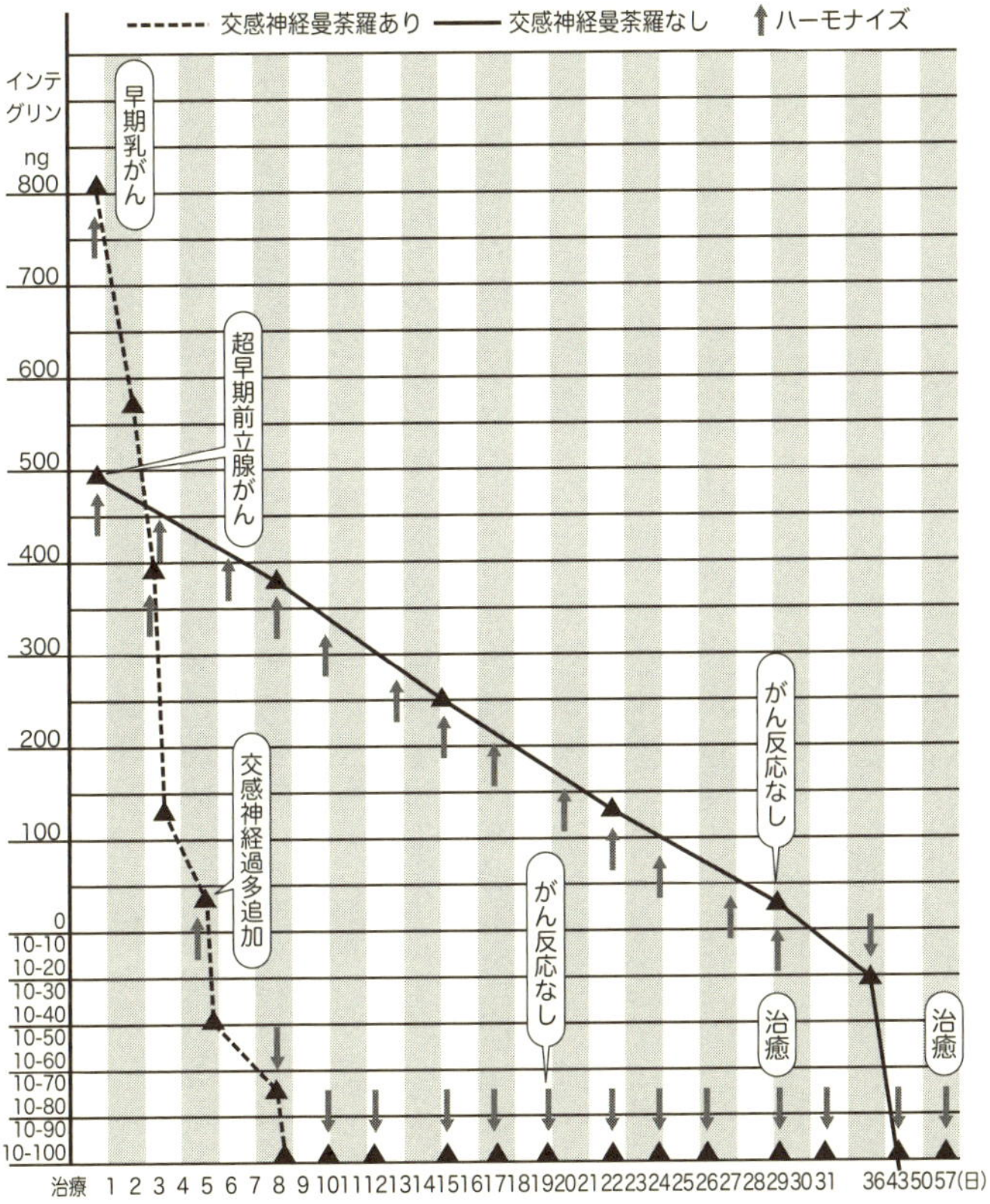

＊「交感神経疾患」を使って治療を開始した早期乳がんは、インテグリンの値が急速に小さくなった。途中で「交感神経過多」を追加したこともあり、約1週間で測定値限界まで下がった。一方、「交感神経」系を使っていない超早期前立腺がん（早期乳がんより軽症）の方は、インテグリンの測定値限界に達するのに１か月半もかかっている。

ました。今回のお二人は週に3回のハーモナイズでしたので、毎日ハーモナイズすれば全体の治療期間はさらに短縮できることでしょう。従来の曼荼羅に比較して治療効果は数十倍にアップしていると想像されます。

これらの曼荼羅の効果を逆に考えると、がんの原因の大きな部分がストレスによる交感神経過多であることは真実のようです。このように往々にして作成した曼荼羅の結果から真実を知ることもできるのです。

がん以外の病気もほとんどが交感神経過多が引き起こすことを考えると、この交感神経系の曼荼羅は、今後取り組んでいくがん以外の病気にも効果を発揮することでしょう。

Q&A「藤田式波動療法」への疑問にお答えします

Q1 がんの治療期間はどれくらいですか？

A1 がんの進行状況や、これまでの生活習慣などによって治療にかかる期間には差があります。ですから一概には言えませんが、一般的に医師から「早期のがん」と診断されている場合には、1か月くらい集中的に治療を行うと、がんの反応が消えるケースが多いと感じています。

少し大きくなっている腫瘍でもリンパ節への転移がなければ、集中治療を3か月ほど行うと、ほとんどの場合、手術不要なところまでがんの反応を抑えられるようになります。ただし、リンパ節や他の臓器へ転移のある場合は、一進一退を繰り返しながらがん細胞を減らしていくことになりますので、患者さんによって治療期間は大きく異なります。

どれくらい治療期間がかかるかは、初診時の検査である程度お話しできるので、まずはお問い合わせくださるとよいと思います。染色体の末端にあるテロメアの長さを計測し、現在のエネルギー状態をみさせていただきます。初診時のテロメアが500以上あれば、数か月以内の治療で回復が見込めますが、それ以下の方は長期の治療が必要になることがあります。

Q2 通院は週に何回くらい必要ですか？

A2 バイオレゾナンス実践機を使ったハーモナイズは、毎日連続で行うと効果が高まります。とくに治療開始直後は、波動が大きく乱れている方が多くいらっしゃいます。できるだけ頻繁に来院していただき、ハーモナイズを続けることで治療効果を上げることができます。

初回の検査結果によって治療プランを提案しますが、テロメアが500を切っている場合には、最初の1か月は週5日の来院をおすすめしています。治療を続け、テロメアが600以上に落ち着いてくれれば、通院回数を減らすことも可能です。

Q3 1回の治療時間はどれくらいですか?

A3 初診時は全身の検査と、がんの反応を見る検査を行いますので、治療を含めて3時間程度は必要になります。2回目以降は、簡易検査、陶板浴、ハーモナイズの治療で約1時間半ほどです。

Q4 遠方で頻繁に通院できない場合はどうしたらよいですか?

A4 その後の治療については、どうしても来院が難しい場合には「遠隔治療」も可能です。ただし、直接ハーモナイズ療法を行えないので、治療期間が長くなる場合があることはご了承ください。

治療には「バッチレメディ」と「波動転写水」も必要になりますが、遠隔治療の方には配送をさせていただくので、その点はご安心ください。

陶板浴に関しては、毎日2回ずつ使用していただくことで血液やリンパ液の流れを改善できます。

Q5　健康保険やがん保険は適用されますか？

A5　私の行う治療はすべて「自由診療」となり、各種健康保険は適用されません。がん保険は、各保険会社によって判断が異なりますので、直接保険会社へお問い合わせください。

Q6　波動療法は宗教と関係がありますか？

A6　まったく関係ありません。曼荼羅を治療に使用しているため、宗教的な儀式をイメージされる方もいらっしゃいますが、霊的なものや宗教的な意味合いは一切ありません。

治療を行っているのは、外科医である私です。

Q7 波動療法をすれば、がんの標準治療は必要ありませんか?

A7 「切れるがんは手術してください」というのが、今のところの私の考えです。

CTで発見できる転移のないがんは、手術で除去したほうが治癒までの時間が早まります。ただし、全身のエネルギーが低い方の場合、手術で体にメスを入れると体力が極端に弱まってしまうことがあります。

手術をするかしないか迷っている場合には、ご相談いただければ検査をして最善の方法を提案させていただきます。

放射線治療や抗がん剤については、体への負担が大きくおすすめはできません。しかし、患者さんやご家族の意向もありますから、相談しながら治療方針の提案をしていきます。

Q8 家族のがん治療をしたいのですが、本人が波動療法に納得していません。

A8 大変悩ましい問題です。ですが、がん治療はご本人の「治したい」という意志が、治療効果を大きく左右します。

ご本人が「波動療法では治らない」と頑なに拒否されている場合には、良い波動が体に入りにくくなってしまいます。まずは、本書を読んでいただき、ご本人が納得されない場合には、残念ですが他の治療法を探していただくのがよいと思います。

第6章

「藤田式波動療法」で転移・進行・再発がんが改善した劇的症例

多くの患者さんが、QOLの高い生活を手に入れている

第1章でホルモン療法をやめてがんを克服された大原さんの症例をお伝えしましたが、「藤田式波動療法」によって生活の質を高められたがん患者さんはたくさんいらっしゃいます。

余命数か月と宣告されたにもかかわらず、職場復帰をされて社会の最前線で活躍されている方、ご家族と旅行を楽しまれている方、新たな趣味を満喫されている方など、人生を謳歌されているのです。

最近の症例のなかから、4名の方の治療についてご紹介したいと思います。患者さんご本人には許可をいただいておりますが、個人が特定されないよう表現などを一部変えていることはご了承ください。

前立腺がん

手術不可、10年生存率は2割。絶望の宣告から2年。現在はバドミントンで汗を流す毎日に

新田幸司さん（仮名）57歳

●「手の施しようがない」。セカンドオピニオンで治療の限界を突き付けられた

新田さんは55歳のときに市の健康診断で、前立腺がんが見つかりました。尿が出づらいと感じることはあったものの、自覚症状はほとんどありません。

県立病院で精密検査を行うと、前立腺がんの腫瘍マーカーであるＰＳＡは62。健康な人の基準値が4・0以下ですから10倍以上の値です。何事にも熱心で、ご自身が納得するまで勉強するタイプの新田さんは、泌尿器科では国内トップクラスといわれる大学病院へセカンドオピニオンを取りに向かいます。

「泌尿器科の患者が、1日に600人から700人も初診でやってくる病院です。ここなら正しい治療方針を示してくれるだろうと信じていました」

図表 18　新田さんの病状と治療履歴

年　月	病　状　と　診　断	治　　療
2017年11月	10月に受けた市の健康診断の結果、前立腺がんの疑いがあるため、精密検査が必要との通知が届く。PSA50.3。	
2017年12月上旬	県立病院で検査。PSA62。	
2017年12月下旬	前立腺がんの治療で有名な病院の専門医による検査を受ける。転移はないが、前立腺がんが前部尿道まで広がっており、手術不可能。10年生存率は20%と診断される。PSA65。	放射線とホルモン治療を勧められる。放射線は副作用が心配で受けず、ホルモン治療のみ開始。
2018年1月	当院受診、テロメア230。リンパ節、肝臓、腰椎への転移が見られた。PSA26.3。	「藤田式波動療法」開始。週5日の集中治療を行う。ホルモン治療は続けたいとの希望で、当院で処方。
2018年2月	テロメア290。リンパ節、PSA1.9。	
2018年7月	テロメア565。転移はすべて消失。PSA0.3以下。	自宅にハーモナイズ療法の機器を導入。来院は月1回に。
2019年12月	テロメア663。PSA0.5以下。	
2019年3月	テロメア752。前立腺がんは1cm以下の大きさに。	自宅でハーモナイズと遠隔治療を隔日で行う。
2019年7月	テロメア845。前立腺がん治癒。	

がん発見から治療は一切行っていませんから、ＰＳＡの値はさらに悪化し、65まで増加していました。がんの広がりは大きく、悪性度が高いために手術はできない状態でした。治療しなければ10年生存率は20％と宣告されます。

「生存率が表になって一覧でわかるリーフレットを渡され『新田さんはここです』と指されたのは右下の隅っこ。一番悪い状態でした。主治医は『放射線と抗がん剤とホルモン療法があります。どうしますか？』と尋ねてきましたが、専門家の先生が患者に質問することに強い違和感がありました」

私が治療について質問を始めると『もう、手の施しようがないんです。放射線とホルモン療法だけ。半年間強いホルモン療法を行い、放射線治療をかませて、その後は2年間弱いホルモン剤を使う。治療はそこまでです。それで5年生存率は8割。これが標準治療です』ときっぱり断言されました。つまり、医師側では、治療の方法も治療期間も結論は出ているわけです。体に負担がなければ、ホルモン療法を続けるのは無理なのかと聞いても『いや、それは標準治療ではないですから』と答える。どの治療にするか聞いてきたわりには、こちらの話は聞いてくれない。暗闇に一人置き去りにされたような気持ちでした」

この頃、新田さんはがん治療の書籍をたくさん読まれており、私の著書もその1つだっ

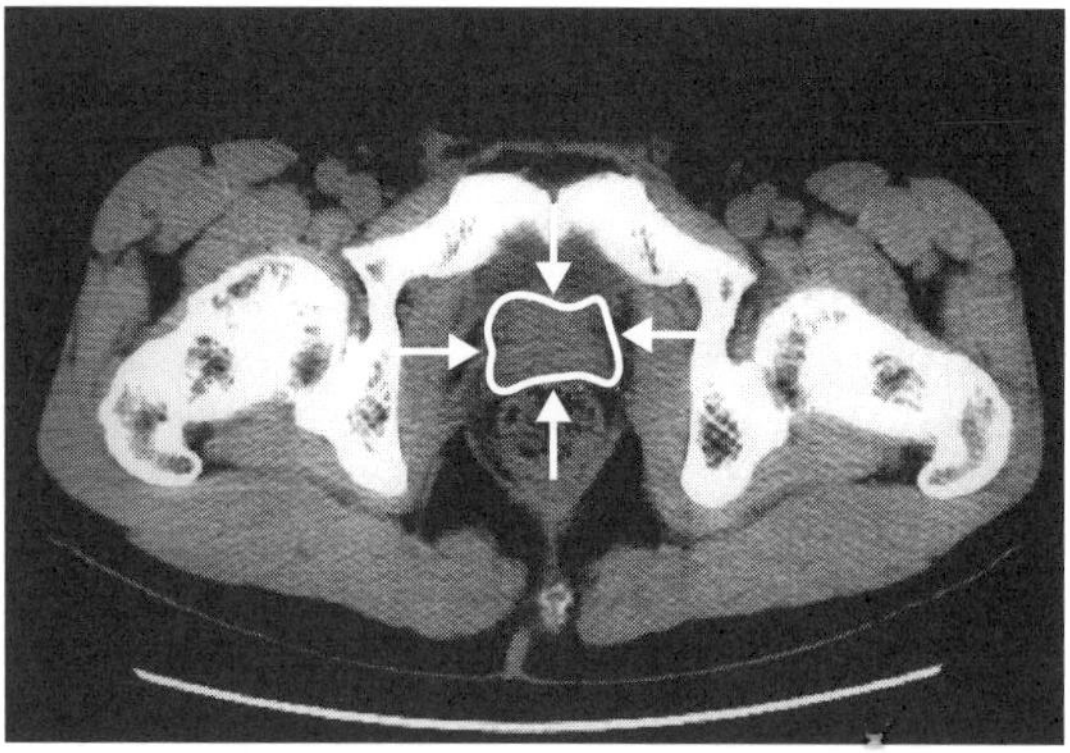

2017年12月のCT画像。

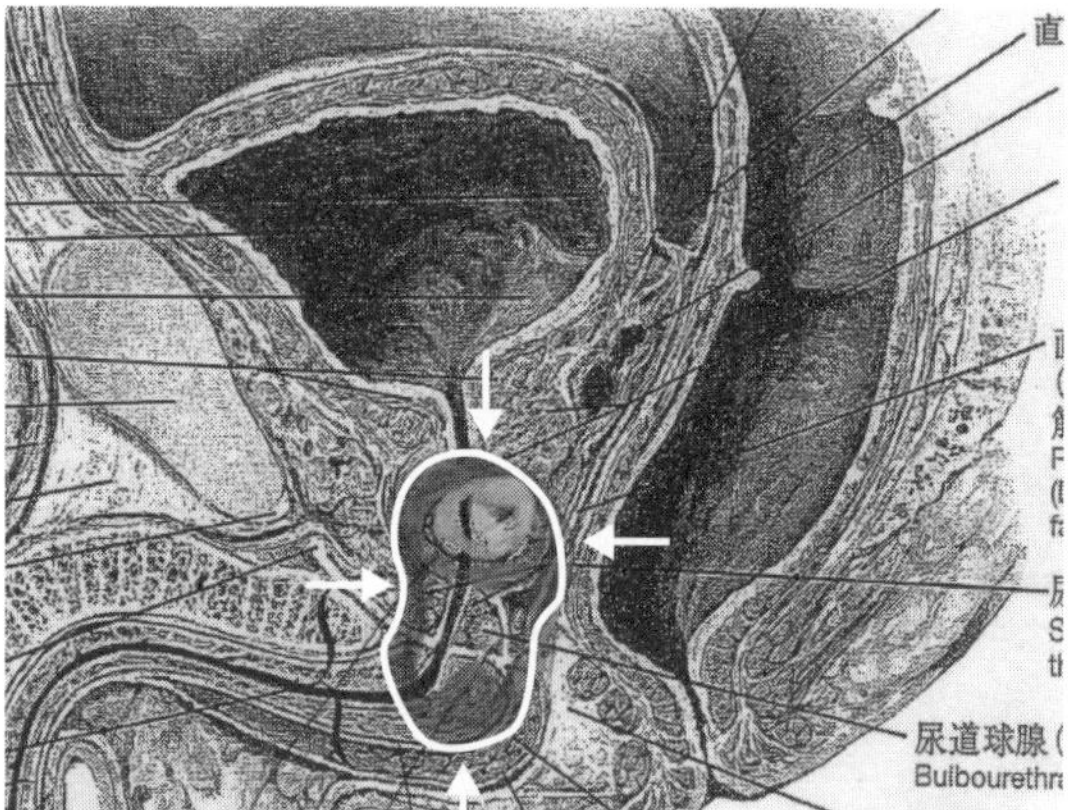

2018年1月。前立腺全体が膨張して、がんの反応あり。

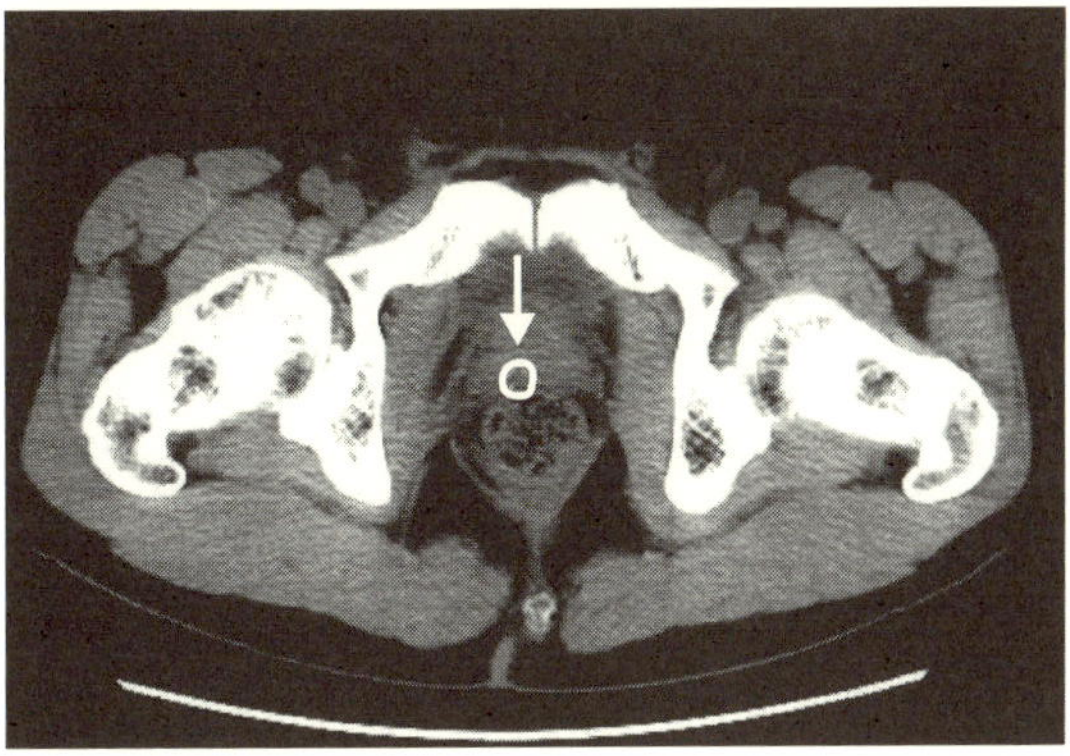

2018年12月のCT画像。

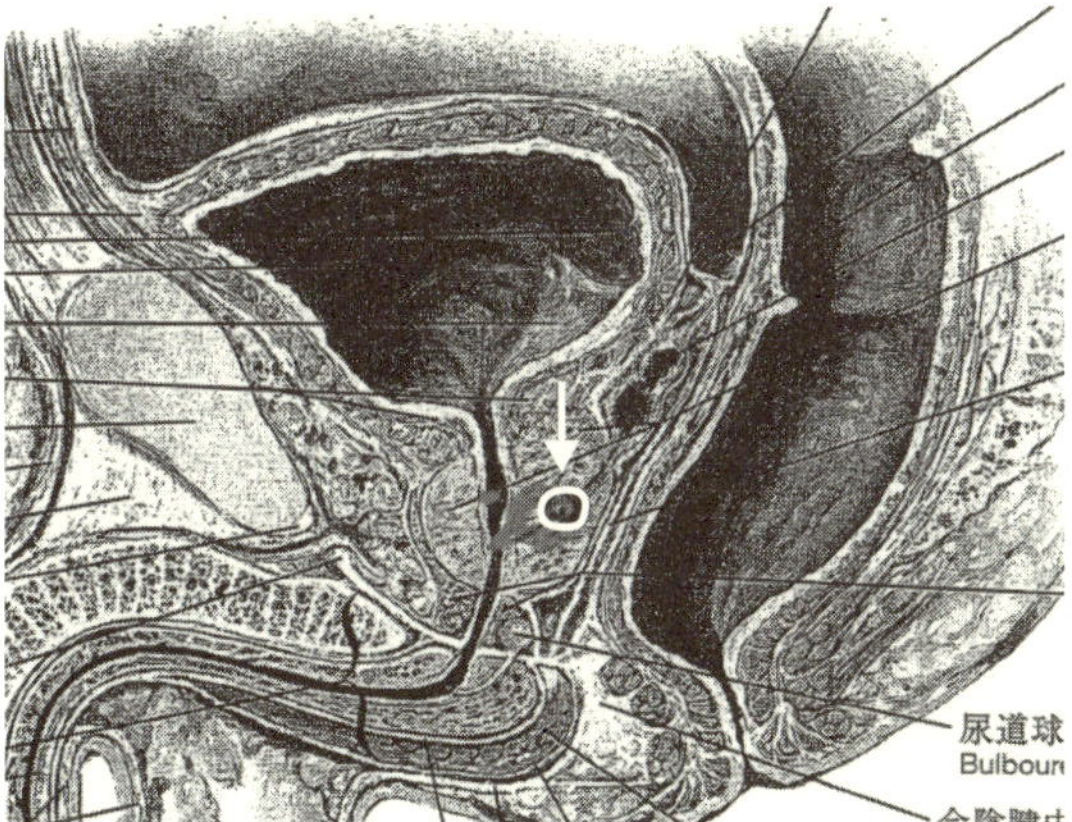

2018年12月。前立腺全体が縮小し、一部にがんの反応あり。

たそうです。自宅でできることとして、陶板浴を購入し、早速毎日使うようになっていたそうですが、眠れない夜が続き、地元の総合医療センターで精神安定剤を処方してもらい何とか毎日を過ごしていました。

●転移あり。テロメアは230。早急な治療が必要だった

それから半月後に新田さんは私のクリニックに来院されました。

初診時のテロメアは230。余命でいくと3か月から6か月のラインです。これまでの検査では転移なしと言われていましたが、私の検査では、リンパ節、腰椎、肝臓への転移反応が見られました。膀胱から尿道に向かっても浸潤が見られ、すでにがんは前立腺を越えています。そのことを正直に新田さんにはお話ししました。

「実は、病院でMRI検査をした後に『画像には映ってはないけれど、多分、がんは尿道のほうに広がっていますよ』と言われていたので、藤田先生の見立てに驚きました。だから、テロメアの数値も正しいだろうなとすぐに納得できました」

新田さんは几帳面な方で、正確なデータを残したいとおっしゃり、毎月血液検査を行っ

ています。このときのPSAは26・3。ご本人は喜んでおられましたが、ホルモン療法の成果です。ホルモン療法はPSAの値に対して、直結するような効果を出します。今は転移部のがんを一刻も早く消滅させなければ、がんの勢力は大きくなるばかりです。

「藤田先生は『治療をすれば、必ず少しずつがんは消えていきます。転移の部分はわりと早く消えます。でも、本家本元の前立腺はかなり大変』だとおっしゃいました。穏やかな口調ですが、包み隠さず説明していただけて、この先生なら信頼できると感じました」

早速、月曜から金曜の集中治療を開始しました。がんと宣告されてからは、新田さんの食事は野菜中心に変わり、肉類は食べない、アルコールもやめて、調味料も極力使わないようにしていたようです。

「スーパーで買い物をしながら、商品を写真に撮って藤田先生にメールをして、食べてよいものかどうか判断してもらったことが何度もあります」

◉ホルモン治療を中止し、今は社長業にも復帰

集中治療のお陰で、転移部のがんは早々に反応が薄れていきました。テロメアの値も少

しずつですが改善しています。

新田さんの治療開始から数か月の間に、「波動増幅チップ」は大きな進化の段階を迎えていました。「前立腺がんリンパ節転移の治療」という題目のチップが、予想以上に新田さんには効果を表しました。治療開始から3か月目には、一番厄介だろうと思われたリンパ節の転移の反応がなくなり、これで他の臓器への転移は食い止められたと思われます。

新田さんは由緒あるご家庭に育ち、代々引き継がれている会社の社長さんをされています。集中治療期間は引退されているお父様が社長業に復帰し、会社を切り盛りしてくれていました。しかし、そろそろご自身が会社に戻らないと……という焦りがあったようです。

治療開始から6か月経過した頃、新田さんの自宅に機器が届きました。私から新田さん専用の「波動増幅チップ」をお渡しし、自宅でハーモナイズをしてもらうようにしました。月に1回来院していただき、検査を行い、必要があれば「波動増幅チップ」を新しいものに交換します。

「自分でうまくできるのか不安でしたが、それまでと同様テロメアは着実に上がっていきました。その後、ロッドも入手し、現在修行中です。検査や機器の操作が自分でできれば、がんとの共存も怖くありません。がんを宣告されたときは60歳まで生きられるかどうか、と嘆いていましたが、今は100歳まで生きられると信じています」

この前向きさが、新田さんの治療効果をアップさせる原動力になっていると感じます。

「代替療法は自由診療になるケースが多く、私も費用に関しては悩みました。しかし、加入していたがん保険2つで、治療費の半分以上を賄うことができました。保険会社にもよりますが、私の加入していた保険では、一時金と通院費が出ています。自宅から先生のところまではかなり遠方です。交通費と宿泊費も覚悟していましたが、先生が部屋を用意してくださって感謝しかありません。先生こそ弘法大師の生まれ変わりなのでは？　治療に行ったときには、香川の寺院をめぐり、先生に出会えたことに感謝を捧げています」

ホルモン治療を始めて間もなく、新田さんにはホルモン療法の副作用が現れ始めました。生活に支障が出るほどではありませんが、物がだぶって見えたり、手のこわばりを感じるようになってきたのです。新田さん自身、そろそろホルモン療法はやめたいという気持ちがあったので、3月に中止することを決めました。

すると、みるみる元気になり、社長業にも復帰。集中治療中に身につけた料理や食材、調味料の選択の腕前を、ご自宅で活かし、家族との仲もより深まったとおっしゃっています。2019年7月には、前立腺がんの反応はなくなりました。

子宮頸がん

大和田淳子さん（仮名）52歳

副作用に苦しんだ抗がん剤。あのとき、治療を中止したから今がある。わずか半年の波動療法で1日10キロのウォーキングができるまでに回復

子宮の全摘手術と抗がん剤。副作用の苦しみから逃れたい

ステージ3の子宮頸がんで、子宮の全摘出手術を受けた大和田さん。リンパ節への転移が確認できていたため、術後に抗がん剤を開始。しかし、嘔吐などのひどい副作用に見舞われ、食事すらできないように。1クール終えた時点で抗がん剤は一旦中止することになりました。

「つらかったです。吐き気が治まらず、水すら受け付けないほどでした。髪の毛がばっさりと抜けたときには、気持ちの面の落ち込みもあり、もうこのまま死んでしまいたいと何度も思いました」

それだけつらい思いをしていても、主治医からは抗がん剤を続けること以外、提案はあ

図表19 大和田さんの病状と治療履歴

年月	病状と診断	治療
2017年7月	ステージ3の子宮頸がん発覚。	子宮全摘手術を行う。
2017年10月	抗がん剤のひどい副作用に見舞われる。	抗がん剤治療を1クール行う。
2017年10月	テロメア370。肝臓と肺にも転移が見られた。	「藤田式波動療法」開始。週5日の集中治療を行う。
2017年12月6日	テロメア420。肺のがん反応が消えた。	
2017年12月19日	テロメア450。CT検査で「肺、肝臓、骨盤に異常なし」と言われたが、「藤田式波動療法」の検査では、がんの反応あり。	
2018年1月31日	テロメア510。腹部とリンパ節もがんの反応あり。	
2019年5月15日	テロメア829。がんの反応なし。	3か月に1回、3日連続の治療。

りません。栄養もまともに摂れない大和田さんを心配した家族のすすめもあり、主治医のもとを離れる決意をしたそうです。

代替療法を探すなかで私の著書を読んでくださり、来院に至りました。

初診時のテロメアは３７０。テロメアの値が低く心配されます。案の定、がんの検査を行うと、リンパ節以外に肝臓と肺にも転移が認められました。ご本人にはお話ししませんでしたが、本来、この状態では抗がん剤で治癒するのはおそらく無理だったと思います。主治医は延命治療のために「抗がん剤」と言ったのでしょう。

がんが広範囲に広がっていましたし、何より全身のエネルギーが低く、抗がん剤治療をすればするほど健康な細胞の力は失われ、がん細胞が勢いを増すのは目に見えていました。

「波動増幅チップ」の改良で治療効果が一気に上がった

即座に集中治療が必要でした。毎週月曜から金曜までの5日間、連続の治療を早速開始しました。1週間で肝臓と肺のがんの反応は消えました。転移していても超早期であれば、波動療法は大変効果的です。

「藤田先生から転移の話を聞いたときに、良いことばかりをおっしゃるわけではなく、正確な情報をくださることに有り難く思いましたし、信頼できる先生だと感じました」

この頃、「波動増幅チップ」が大幅に改良された時期で、2017年の12月から、大和田さんの治療効果が目に見えて上がってきました。

残るは子宮頸がんから転移したリンパ節がんです。

ご家族を自宅に残し、クリニックの用意した宿泊施設に泊まり込んでいただいての集中治療が続きました。ご家族が理解くださっていたからできたことです。

年が明けると、治療の成果がはっきり見られるようになり、5月にはリンパ節のがん反応はほぼなくなりました。

２０１９年7月現在、治療は3か月に1度3日間となっています。検査をしてもがんの反応はありません。

「3か月に1度、香川に旅行をしているようなものです。主人が同行することもあり、四国のお遍路を楽しんでいます。がんになる前よりも元気になって、1日に10キロ以上歩けます。あのとき、勇気を出して、抗がん剤治療を拒否したことが、今の幸せにつながっていると思います。地元の主治医のところでは、定期的にCT検査を受けていますが、そのたびに異常が見られず、主治医から『検査データが良過ぎる。術中の所見からは考えられない』と毎回言われています」

もし、主治医のもとで抗がん剤を続けていたら、大和田さんの体は副作用でボロボロとなり、がん細胞のパワーに負けていたでしょう。定期的なハーモナイズでは、やや高めの血圧をコントロールするための波動も取り入れています。

甲状腺がん

握りこぶし大の腫瘍だったが、西洋医学の治療は拒否。波動療法だけでしこりは縮小。持病の症状も改善されている

佐野聖子さん（仮名）67歳

甲状腺の全摘出をすすめられるも拒否

佐野さんは2016年10月、右の首にコリコリしたものができていることに気づき、地元の病院を受診。甲状腺がんの1つである乳頭がんと診断されました。頸部リンパ節と縦隔（左右の肺の間）に転移があるため、すぐに甲状腺の全摘出手術をしたほうがよいとすすめられました。しかし手術は絶対にしたくないと拒否し、約2年間、代替療法の治療をいくつか試していました。

2018年4月に撮影したCT（P179参照）を見ると、しこりがかなり大きくなっているのがわかります。首の部分で輪切りにした画像ですが、中央上の丸い部分が喉の気管です。その両側を比べると、向かって左側が大きく膨らんでいるのがわかります。写真

図表 20　佐野さんの病状と治療履歴

年　月	病　状　と　診　断	治　　療
2016 年 10 月	首のしこりに気づき、地元の病院で甲状腺がんと診断される。手術を勧められたが拒否。	さまざまな代替療法にチャレンジするが、がんの改善には至らず。
2018 年 4 月	総合病院を受診し、CT などの検査を行う。腫瘍が大きくなっていることが判明。	
2018 年 10 月	さらに、しこりが大きくなってきたため、当院で検査を行う。テロメア 340。	
2018 年 12 月	テロメアが 600 台まで回復。	「藤田式波動療法」開始。週3日の集中治療を行う。
2019 年 7 月	テロメアは 731。がんの反応はまだあるが、しこり（腫瘍）の大きさは最大時の 4 分の 1 と判断できる。	週に1回の治療と遠隔治療を行う。

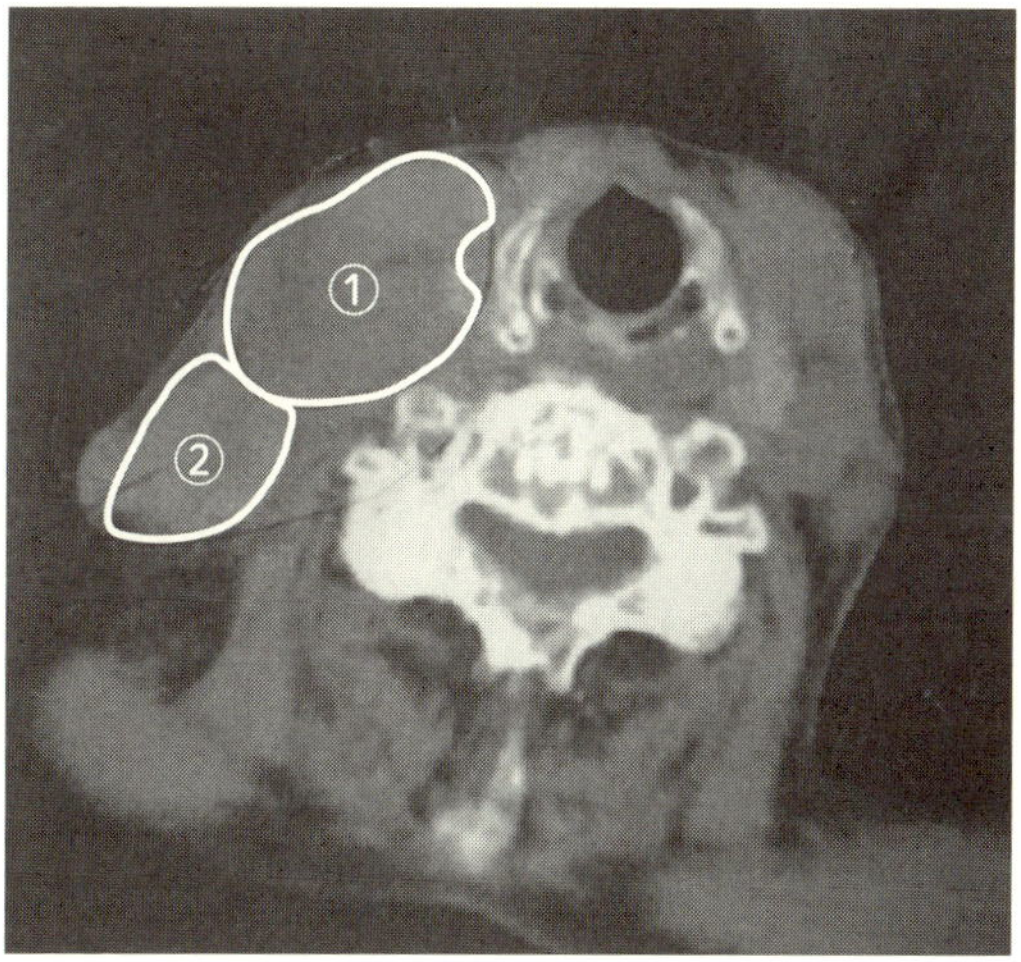

2018年4月のCT画像。①甲状腺がん本体、②リンパ節転移。

で左上部の膨らみが腫瘍①、その下がリンパ②ですが、非常に大きくなっています。甲状腺がんの大きさもさることながら、周囲のリンパ節への転移もはっきり見て取れます。

「いろいろな治療を試しましたが、結果が出なくて。そのうち、次第に首のしこりは大きくなり、握りこぶしくらいになりました。そのときに相談したのが筋整流法の先生でした」

佐野さんには先天性ビタミンD抵抗性くる病の持病があり、骨が変形し歩行は困難です。車椅子生活が長く、腰や背中、ひざの痛みに悩み続けてきましたが、東洋医学の1つである筋整流法の治療を受けて痛みが改善されたそうです。

「筋整流法の先生に西洋医学の治療を受けたくないと相談したところ、藤田先生を紹介されました」

その筋整流法の先生は、日本ナンバーワンの腱引き療法の術者で、お弟子さんもたくさんいらっしゃる方です。

難病の症状も波動療法で緩和

さて、初診時の佐野さんのテロメアは340。がんの勢いが強く感じられました。早く手を打たないと、がんの進行に治療が追い付かなくなるのは十分予測できました。早速、集中治療の開始です。毎週月曜から水曜の3日間来院してもらい、それ以外の日は遠隔治療を続けました。

現在も治療は続いていますが、テロメアは731まで改善しています。本当はCTを撮って、西洋医学的な検査の結果も確認するとご家族も安心されるのですが、佐野さんは被曝を恐れ、レントゲンもCTも2度と撮りたくないそうです。

「実は、震災のときに福島県に居住しておりまして、その後に甲状腺がんを発症したことが放射線への恐怖につながっています。自分で触っても、しこりはほとんど気にならないくらいまで小さくなっていますから、藤田先生を信じて治療を続ければ大丈夫だと思っています」

確かに甲状腺がんでは被曝が原因になっていることが往々にしてありますから、お気持ちもよくわかります。年齢的に現在のテロメアは十分健康体に近い状態です。ただ、がん細胞がすべて消えたわけではないので、遠隔治療を含め、治療は続けていったほうがよいと判断しています。また、持病の方は腱引きの先生に診ていただきながら、全身の調整を続けていきましょう。

食道がん

前川華子さん（仮名）65歳

「内視鏡手術＋放射線＋抗がん剤」を11年間で2回。それでも再々発。西洋医学を離れた途端に体は回復へ

●2度のフルセット治療で体はボロボロに

10年以上前に食道がんの内視鏡手術を受け、放射線治療、そして抗がん剤までフルセットでされた経験のある前川さん。体への負担は大きかったそうですが、主治医からは「しっかり治療したので、再発の可能性は低い」と宣言されていたそうです。

「まだ、若くて体力もあったとはいえ、抗がん剤はきつかったです。あまりのつらさに仕事も辞め、家にひきこもっていました。ただ、その後は再発なく過ごせていたので、西洋医学の治療はすごいと、そのときは感心していました」

しかし、10年後の定期検査で再発が発覚。再び内視鏡手術、放射線、抗がん剤のフルセット治療を行いました。体はボロボロで、外出もままならないほど。それでもがんが消え

図表21　前川さんの病状と治療履歴

年　月	病　状　と　診　断	治　　療
2004年9月	地元の総合病院でステージ2の食道がんと診断される。	内視鏡手術を受け、その後、放射線、抗がん剤治療を受けた。
2015年2月	定期検査で食道がんの再発と診断された。	2度目の内視鏡手術、放射線と抗がん剤治療も行った。
2018年2月	定期検査で食道がんの再々発と診断された。	西洋医学の治療はせず。
2018年4月	テロメア320。食道がんと子宮体がんの反応あり。子宮体がんは超早期と診断できた。	「藤田式波動療法」開始。2か月間、週5日の集中治療を行う。
2018年7月	テロメアは860。食道がん、子宮体がんともに反応がなくなった。	月に数回の治療と遠隔治療を行う。

たのだからと自分を慰める毎日だったそうです。

その後、2年は検査でも引っかからず安心していましたが、3年目に再々発。主治医からは3度目の内視鏡手術をすすめられました。

「再々発はさすがにショックで、もう命が短いのかなと泣いてばかりいました。主治医と話していても、どうせまた再発するのだろう……と思うと手術への決断はできませんでした。それに、同じ場所でがんが発生しているということは、内視鏡手術では取り切れないのだろうとも思いました。そこで、お医者様ではないのですが、信頼している方に相談したところ『藤田先生に診断を仰いでみては』とアドバイスされたのです」

●テロメアが低いのは、体への侵襲が大きい治療のせいだった

初診時のテロメアは320。かなり弱っていらっしゃいました。10年以上前から食道がんを繰り返しているために、消化に関する臓器のエネルギーが低く、食事も美味しくなかっただろうと想像できました。

がんの検査をすると、意外にも、食道がんの反応はそれほど高くはありません。おそらく、がんのためというより、これまでのさまざまな治療経験がテロメアを短くしていたのでしょう。また、わずかながら子宮体がんの反応も見られました。こちらは超早期がんです。

どちらも、がんとしては治療の効果が出やすいタイプだと判断できました。

「もう、手術や抗がん剤は絶対にしたくなかったので、藤田先生にしっかり治療してもらおうと決意していました。主人にも付き添ってもらい、2か月間集中治療をしてもらうことにしたのです」

予想していた通り、2か月間の治療でがんの反応はなくなりました。テロメアも860

ています。

まで回復。ただ、がんのできやすい体質の方だと思われましたので、遠隔治療は今も続け

「集中治療が終わる頃から、食事がとても美味しく思えるようになりました。それに、2か月間の滞在中に、主人と四国めぐりができたのも良い思い出になりました。地元に戻ってから、内視鏡やCTなどの検査をしましたが、異常は一切見つかりませんでした。地元のお医者様は『そんなはずはない。もう1度検査をさせてほしい』とおっしゃられました。もちろんお断りしましたけど。本当に、藤田先生には感謝の言葉しかありません」

前向きな気持ちになられて何よりです。

第7章

がんに立ち向かうために お伝えしたいこと

がん細胞の増殖を抑え、正常細胞を元気にする生き方

がんと宣告された瞬間から、患者さんの日常は大きく変化します。気持ちの面はもちろん、食べるもの、生活リズム、仕事、家庭での役割など、生活のすべてを「がん治療」を中心に組み立て直さなければなりません。

治療のための時間をつくる必要がありますし、何よりがん細胞の増殖を抑える生活スタイルに変えることが治癒に向けては必須となります。

最後の章では、日常生活のなかでがん患者さんに知っておいてほしいこと、工夫してほしいことをお伝えしていきます。本書のなかで解説した内容も含めて、改めてまとめてあります。ときどき、この章だけでも読み直し、生活を振り返っていただけると幸いです。

とはいえ、あまりに厳しいルールを課してしまうとストレスとなり、かえって体のエネルギーが損なわれてしまいます。無理のない範囲で、生活を少しだけ見直してみる。それくらいの軽い気持ちでチャレンジしてみてください。

【食事】主食は玄米に、万能調味料で味付け、蒸すか煮る調理を

がん患者さんがもっとも気を遣うのは食事ではないでしょうか。何を食べればよいのか、何を食べてはいけないのか、食事療法の書籍を読んだり、インターネットで調べたりしている人も多いでしょう。

がんの食事療法は、昔から非常に厳しい提案がされてきています。理にかなったものもありますし、そこまで必要ないと思われるものもあります。すべてを守ろうとすると、それこそ食べるものがなくなってしまうかもしれません。

私が提唱する食事療法も、人によっては厳しいと感じるかもしれません。ただ、がんが見つかって治療を開始した直後は、何よりもがん細胞の増殖スピードを緩めなければなりません。そのためには、がん細胞の栄養となるもの、そして免疫力を低下させるような食事は避ける必要があります。これからお伝えすることを念頭に、できる範囲で材料のチョイスや調理法の工夫をしてほしいと思います。

まず、がん細胞はブドウ糖をエネルギーとして増殖していきますから、ブドウ糖のもと

となる食事は減らす必要があります。白米、パン、麺類などの主食や、砂糖が大量に使われているスイーツなどは、食べる量を減らしたほうがよいでしょう。主食には玄米がおすすめです。

肉類と乳製品はできるだけ減らし、タンパク質は植物性の豆類で摂りましょう。豆類には強力な抗がん作用があります。納豆は毎日食べるのが望ましいでしょう。

野菜は無農薬、低農薬のものを選んでください。農薬に含まれる化学物質の多くは発がんの危険があります。波動療法で免疫力を高めても、体内に発がん性物質が取り込まれると、相殺されて自己治癒力を高めることはできません。

調理に使用する調味料にも気を配る必要があります。第一に塩分は控えること。塩にはナトリウムが多く含まれますが、体内のナトリウム濃度が高くなると、がんは活発に分裂を繰り返し増殖すると考えられています。第二に砂糖と酒、みりんは基本的に使用しないこと。使用してよい調味料は、リンゴ酢、唐辛子、わさび、コショウです。しかし、これだけでは、味が物足りないと感じるかもしれません。

そこで、ぜひ用意してほしいのが、昆布と椎茸でつくる「万能調味料」です。つくり方は、P192をご参照ください。

昆布には免疫力を向上させるフコイダンという成分が含まれていますし、椎茸はがんの増殖を抑える力を持っています。つくり方が簡単な上、どんな食材とも相性抜群です。煮物の味付けやみそ汁の出汁、ドレッシングとしても使えます。冷蔵庫に入れておけば2週間は保存可能です。

調理方法は焼くよりも「煮る」「蒸す」を基本にしてください。焼いたときにできる焦げ目は、がん細胞を増やすきっかけになります。

最初は抵抗があるかもしれませんが、1か月もすると体が慣れてラクになります。腸内環境も整いますから、便通が良くなり、体内に溜まった老廃物を排泄しやすくなります。

治療が進み、ある程度、がん細胞の増殖が抑えられてきたら、禁止していた食品でも食べられるものが増えてきます。ご自身での判断は難しいと思いますが、ロッドを使うと、食べて良いものと悪いものが即座にチェックできます。食事で困っているようでしたら、治療の際にご相談ください。

「藤田式万能調味料」のレシピ

材　料

・水　　　　1リットル
・乾燥昆布　10センチ
・干し椎茸　3個

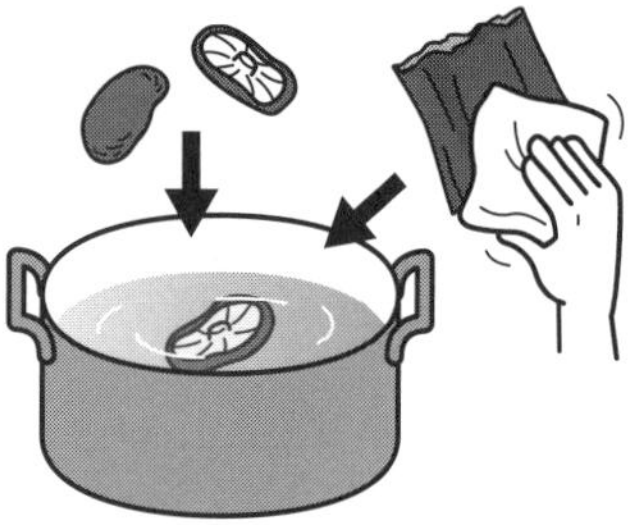

①昆布と椎茸の汚れを軽くふき取り、水をはった鍋に入れる

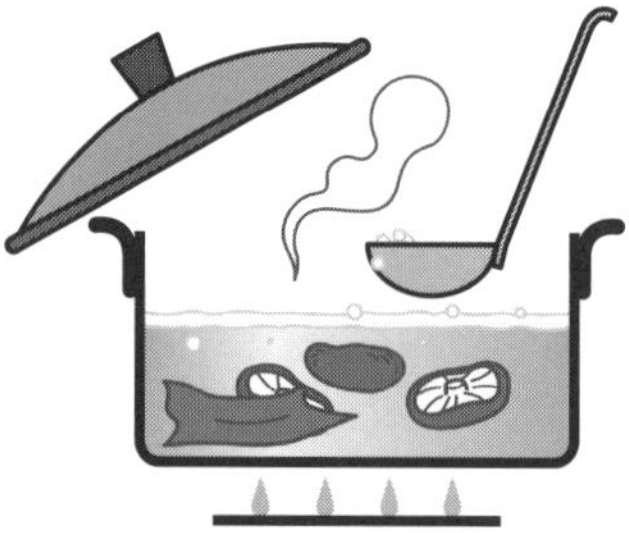

②弱火で4時間以上煮る。浮いてくる泡は丁寧にすくって捨てる

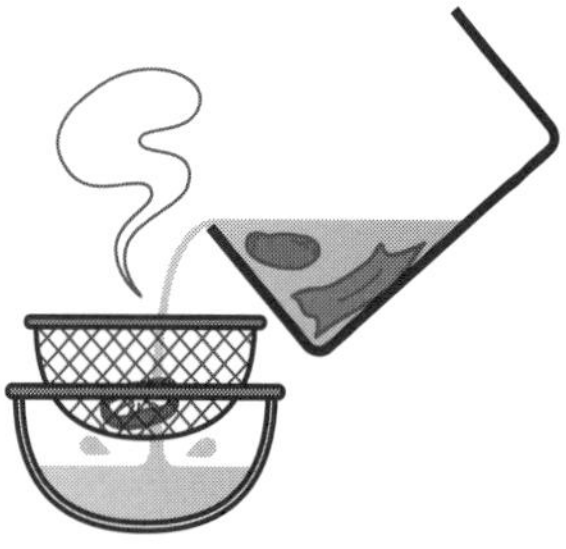

③火を止め、冷めたらざるでこす

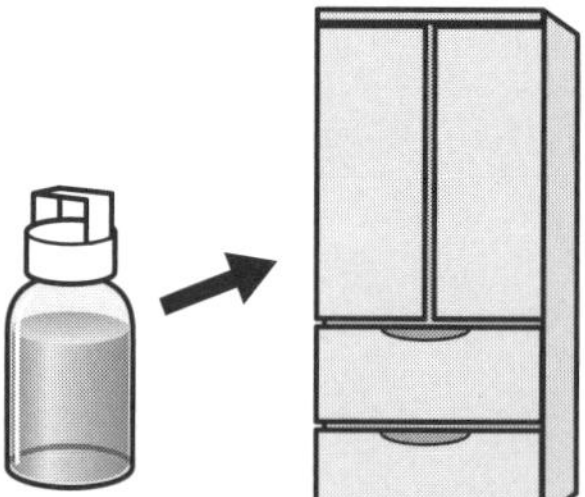

④密封容器に入れ、冷蔵庫で保存

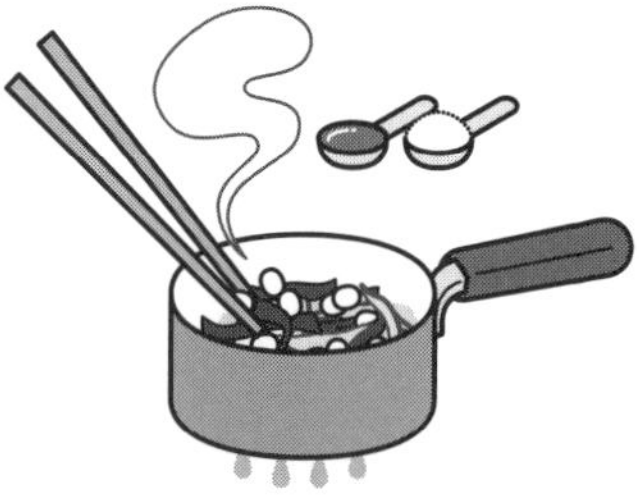

⑤残った椎茸と昆布は、別の料理に使用する

【電磁波】自らの身を守るために、寝室やブレーカーに工夫を

電磁波とがん発症のリスクについては、多くの研究結果が公表されており、子どもの携帯電話使用を規制している国もあるほどです。そうしたなか、日本は規制が緩く、電磁波に関する危機感が薄いと言わざるを得ません。ぜひ、ご自身で電磁波から身を守る工夫をしてください。

家庭内ではＩＨクッキングヒーターや電気カーペットは避け、暖房はガス製品のほうが安心です。Ｗｉ－Ｆｉの環境もよくありません。自宅内ではパソコンは回線にケーブルをつないで使用したほうが、電磁波の影響を少なくできます。

もっとも気を付けてほしいのは寝室です。

寝室には電気製品はなるべく置かないようにしましょう。携帯電話を置いておくなら、せめて頭や心臓から遠い位置にしてください。ベッドを使用する場合は、金属のスプリングの入っていない物を選びましょう。スプリング部分が電磁波を集めてしまい、非常に強い電磁波が体に入ってきてしまいます。

歯科治療で金属を使用している場合も、電磁波の影響を受けやすくなります。金属以外の材料で治療し直すか、現在、使われている素材が良いものか悪いものか、波動療法を行う術者にチェックしてもらうとよいでしょう。

また、近所に電波塔や高圧電線、携帯電話の基地局があると、がんが治りにくくなります。引っ越すのが最善ですが、難しい場合には、電磁波をブロックするグッズを利用しましょう。

私のクリニックでは「藤田式波動療法」の一環として「エネルギーシール」を用意しています。ブレーカーボックスにシールを3枚貼ると、ＩＨクッキングヒーターや電子レンジから放出される電磁波を軽減することができます。携帯電話やパソコンには直接貼ってもらうようにしています。

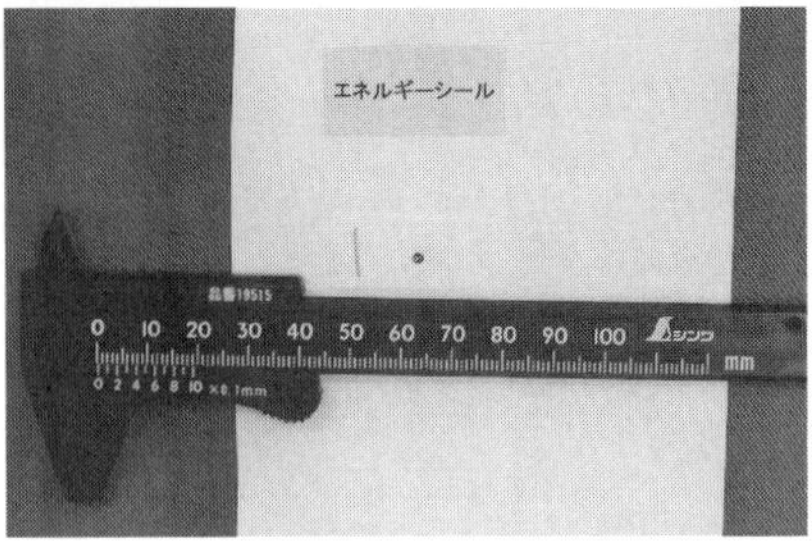

エネルギーシールはわずか5㎜四方程度。携帯電話に貼っていても目立ちません。

【洗剤・化粧品】波動調整を行ってから使用する

界面活性剤の含まれる洗剤、添加物の含まれる化粧品は、マイナスの波動を放出しています。

その洗剤で洗った服を着ていたり、化粧品をつけたりしていては、波動療法を行っていても調整がうまくいかなくなってしまいます。ただ、洗濯は毎日のことですし、女性はメイクをせざるを得ない場面もあり、完全に使用しないというのは難しいでしょう。

そこでおすすめしているのが、使用する前に洗剤や化粧品を10分間陶板浴の上に置いておくことです。陶板浴はスイッチを入れなくて結構です。タイルから発せられるテラヘル

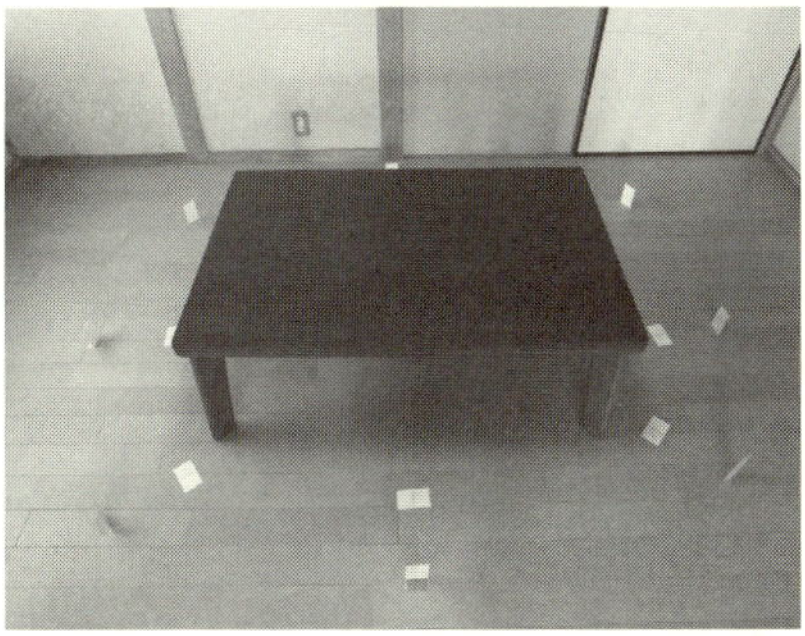

エネルギーサークルを配置した状態。

ツ波が波動調整をしてくれます。

効果を高めたい場合は、陶板浴の周りに「エネルギーサークル」をつくります。陶板浴の周囲にエネルギーシールを立てて配置し、二重正八角形をつくるだけですから、非常に簡単です。ご自身が陶板浴を利用する際にも、エネルギーサークルをつくり、その中で陶板浴を行うと、周囲のマイナスの波動をブロックしてくれるため、治療効果がアップします。

【衣服】フリース素材は危険。とくに寝具とパジャマは要注意

冬場の乾燥する時期に起こる静電気。原因は体内に電気が溜まっているからで、金属などに接触した際、放電して電気を逃がしているのです。つまり、静電気の起こりやすい人は体内に電気が溜まりやすく、その分、電磁波の影響も受けやすいと考えられます。

そこで、体に電気を溜めない工夫が必要になります。

衣服も寝具も、できる限り天然繊維のコットン素材のものにしましょう。寒くなると、つい手が出てしまうフリース素材は電磁波のかたまりを着用するようなものです。ぜった

いに避けてください。

とくに寝具とパジャマには気を配りましょう。体を動かさない就寝中に、体内が電磁波の影響を受けると、長時間波動が乱され大変危険です。

また、静電気の起こりやすい人は血流が悪い傾向にありますから、毎日陶板浴を行い、血液の分子をナノ化させ、血液サラサラを目指しましょう。

【体温】目標はがん細胞を退治しやすくなる平均体温37℃

免疫力を上げ、がん細胞を減少させるためには、平均体温を37℃に近づける必要があります。

体温が低いと、毛細血管が詰まりやすく血流が悪くなります。がんと闘うT細胞やNK細胞は血液の中にありますから、血管が詰まって血液が体の隅々まで行き届かないと、がんに対する抵抗力が弱くなってしまうのです。

陶板浴を1日2回行う、入浴時は必ずバスタブにお湯を溜め、ぬるめの温度でゆっくりつかる、手足が冷たいときには足湯をするなど、常に体を温めることを意識しましょう。

また、コーヒーや紅茶など、カフェインの含まれる飲み物は体を冷やすので避けて、ほうじ茶や白湯の温かいものを飲む習慣をつけてください。

【生活】早寝早起き。ストレスを減らしてたくさん笑う

若い人のがんが増えています。

仕事を抱えながら、あるいは家庭を切り盛りしながら、がんの治療を続けている人も多いと思います。つい、無理をしてしまいがちですが、人生のスイッチを入れ直すつもりで、生活サイクルの見直しをしましょう。

夜は遅くても22時までには就寝する。そして朝日をしっかり浴びてください。また、気持ちを明るく保つことも大切ですから、ストレスを感じるような職場であれば転職や部署の異動を願い出ることも必要です。

P105~106で紹介した石井誠さんは、余命4か月の胃がんから、三大治療なしで回復された方です。彼はがんの宣告をされてから、「とにかく笑うようにした。そして、このがんは絶対に治ると心から信じた」とおっしゃっています。

早寝早起きを実践し、毎日散歩をしたそうです。空気のきれいな場所をのんびりと。まさにパワースポットです。良い波動を感じられる場所でゆったりとした時間を過ごす。その気持ちの余裕が、交感神経の緊張を和らげ、がん治療には大変有効になるのです。

「がんを完治させる」。それは医師の思い上がり

がんの標準治療を行う医師の常套句として、「抗がん剤の効果がなくなったら治療終了。後は緩和ケアへ」というものがあります。私のところへ助けを求めにくる患者さんも、多くの方が、そのような台詞を主治医から言われ落胆した経験をお持ちです。

でも、本当にそうなのでしょうか。私は強い違和感を覚えます。

自分に提案できる方法がなくなったら「治療終了」と宣言する。それは、あまりにおごり高ぶった発言ではないでしょうか。医師は神様でも仏様でもありません。たまたまその医師の持っている知識で施せる治療がなくなっただけです。

患者さんには、他の治療を選択する権利があり、生きる望みを持ち続ける人間としての尊厳があります。それを封じ込めるような「治療終了」という言葉は、命を預かる医師は

口にするべきではないのです。

「緩和ケアへ」というのもおかしな話です。治療方法がなくなったからと、死を待つ人ばかりが集まる場所へ誘っているのです。そのような場所は、負の波動で身動きが取れないほど息苦しく、生きる気力を奪います。余命1年と宣告された患者さんが、主治医に言われるまま緩和ケア病棟に入院したところ、わずか数週間で息を引き取ったというような例は数えきれないほどあるのです。

これらは、「がんを完治させる」という、思い上がった医師の考えからすべては起こっています。がん細胞は健康な人の体でも、日々、生まれたり死滅したりしているものであって、がん細胞を体からすべて除去させることなど、本来不可能なのです。

がんを完治させるのではなく、がん細胞の増殖を抑え、少しずつがん細胞を減らしていく。そして正常な細胞を元気にしながら、がんとともに前向きに生きる。その指南をするのが、本来のがん治療の姿だと私は思っています。

実際、私の治療を受けている患者さんのなかには、がんを抱えながら生き続けている方がたくさんいらっしゃいます。主治医から宣告された余命からは、すでに5年以上経過した人もいます。がんがすべて消滅しなくても、波動調整を続けていれば、がんに体を占領されず、質の高い生活を送ることができるのです。
本物のがん治療とは何か。
がん患者さん自身がそれに気づき、正しい選択をされることを心より願っています。

おわりに

本書を最後までお読みくださり、ありがとうございました。

昨年から今年にかけて、私の治療は大きく前進をしました。波動療法の要となる、「波動増幅チップ」の改良が、来るところまで来たと今は感じています。一人でも多くのがん患者さんを救いたい――。ただ、その思いで邁進してきた20年でしたが、ようやくがん治療の完成が近づいているのです。しかし、私の使命はここで終わりではありません。

次なる大きな目標は2つあります。

1つは、多くの医師と、「藤田式波動療法」を共有することです。

現在は、私の治療は私にしかできませんが、ハーモナイズの機械をお持ちの医師とタッグを組めば、全国で同様の治療が可能になります。今は、患者さんに香川県の私のクリニックまで来院していただくのが基本ですが、体調が悪く、来院の難しい方もいらっしゃいます。そのためにも、これからは同じ志を持つ医師とのつながりを持ち、全国での治療を目指したいのです。

もう1つは、がん以外の治療にも「藤田式波動療法」を導入していくことです。

「波動増幅チップ」の作成には、時間も労力も精神力も必要です。しかし、現在、研究している「階層治療」の理論が確立すれば、がん以外の病気に効果を示す「波動増幅チップ」を、体系立ててつくることが可能になります。

実際、リウマチやアレルギー、脳血管障害、潰瘍性大腸炎、クローン病、糖尿病、胃腸障害、生理痛、めまい、難聴、三叉神経痛、良性脳腫瘍など、さまざまな病気の方からも相談をいただき、治療をスタートさせています。私自身の体力のあるうちに、たくさんの「波動増幅チップ」を完成させ、西洋医学の治療で「治らない」「治せない」と嘆く患者さんたちの力になりたいと、さらなる努力を続ける所存です。

このところ、若い人ががんになったというニュースをよく耳にします。その大きな原因は、電磁波にあることは間違いありません。宇宙も地球も、すべては「波」によって構成されています。そこへ、電磁波という強力なマイナスの波動を大量に流しているわけですから、本来あるべき姿の「良い波動」が乱されるのは致し方ないことかもしれません。

そのために、若く、元気のある人でも、細胞の微細な異常振動を自己治癒できなくなり、がんに体を蝕まれるという、人類史上、最悪の事態が起きているのです。

しかしながら、高度な文明社会に生きる私たちは、電磁波を捨て去るような後戻りはできません。であるならば、マイナスの波動を打ち消し、体内が良い波動で満たされるように自ら工夫をするしかありません。

今、がんと診断され苦しんでいる方たちには、電磁波だけでなく、添加物、農薬、大気汚染など、治療を妨げるものが、地球上に溢れています。それらの影響を少しでも打ち消し、患者さんの体が良いエネルギーで溢れるように治療する。それには波動療法の力を借りるしかないのです。

私の患者さんの一人がこんな話をしていました。

「藤田先生、西洋医学の治療を行うお医者さんは、いったい私たち患者に何をしてくれているでしょうか。検査をするのは検査技師、採血や注射は看護師、放射線は放射線技師、薬は薬剤師。お医者さんたちは、検査結果を表に当てはめて『あなたの余命は1年、治療をすれば2年持ちます』って言うだけです。そんなことなら、大げさに言えば僕にだってできますよ。

これから先は延命治療になるからと、その精神的な支えのためにカウンセラーを紹介されたこともありました。でもね、患者の話をただうなずいて聞いてくれるだけ。患者は話を聞いてほしいんじゃない。わずかでも希望のある道を示してほしいというのに。代替療法の話をこちらが持ち出すと、『ではご自由に』と切り捨てる。『何が精神的な支えだ』って、啖呵切っちゃいましたよ」

この患者さんは、余命1年と言われたところから、私の治療だけですでに3年の月日を元気に過ごしていらっしゃいます。

彼は続けました。

「健康保険適用だとか、そんなことにこだわり続けずに、代替療法も含めてお医者さんがカウンセラーになってくれなかったら、がん患者は永久に救われません。波動療法の素晴らしさなんて、だれ一人教えてくれませんでした」

本当にその通りです。これから先、ますますがんに罹患する人の比率は増加するでしょう。これからの医療界への挑戦として、私は西洋医学と波動療法、そのいずれにも精通した検査と治療を続けていきたいと心に誓いました。

最後になりましたが、これまで私の治療を信じ、ともにがん治療に立ち向かってくださっている患者さんたちに心より感謝いたします。読者の皆様とお会いするときには、さらに進歩した「藤田式波動療法」を紹介できますことを楽しみにしております。

【参考文献】

『ドイツ振動医学が生んだ新しい波動健康法』ヴィンフリート・ジモン 監修、野呂瀬民知雄 著／現代書林
『安保徹のこれならわかる！ 免疫学』安保徹 著／ナツメ社
『空海の企て 密教儀礼と国のかたち』山折哲雄 著／角川学芸出版

進行《しんこう》・再発《さいはつ》がんを治癒《ちゆ》へ導《みちび》く究極《きゅうきょく》のがん治療《ちりょう》

2019年12月17日　初版第1刷

著　者 —— 藤田博茂《ふじたひろしげ》
発行者 —— 坂本桂一
発行所 —— 現代書林
〒162-0053　東京都新宿区原町3-61　桂ビル
TEL／代表　03(3205)8384
振替00140-7-42905
http://www.gendaishorin.co.jp/
ブックデザイン —— 吉崎広明(ベルソグラフィック)
本文図版・イラスト —— 宮下やすこ
本文写真 —— 中森伸一
編集協力 —— 堺ひろみ・鹿住真弓

印刷・製本：広研印刷(株)
乱丁・落丁本はお取り替えいたします。
定価はカバーに表示してあります。

ISBN978-4-7745-1822-0 C0047